活学活用
中医药
养生经典

浓|厚|文|化 传|世|精|品

活学活用
神农本草经

HUOXUE HUOYONG ZHONGYIYAO YANGSHENG JINGDIAN

谢宇 周重建 ● 编著

长江出版传媒
Changjiang Publishing & Media

湖北科学技术出版社
HUBEI SCIENCE & TECHNOLOGY PRESS

图书在版编目（CIP）数据

活学活用神农本草经 / 谢宇, 周重建编著. — 武汉：
湖北科学技术出版社, 2018.8
（活学活用中医药养生经典 / 陈甲荣等主编）
ISBN 978-7-5706-0003-8

Ⅰ.①活… Ⅱ.①谢… ②周… Ⅲ.①《神农本草经》-
养生(中医) Ⅳ.①R281.2②R212

中国版本图书馆 CIP 数据核字（2018）第 001651 号

活学活用神农本草经

策　　划：刘　玲　谢　宇
责任编辑：刘　芳　严　冰　　　　　　　　封面设计：喻　杨

出版发行：湖北科学技术出版社　　　　　　电话：027-87679468
地　　址：武汉市雄楚大街 268 号　　　　　邮编：430070
　　　　　（湖北出版文化城 B 座 13-14 层）
网　　址：http://www.hbstp.com.cn

印　　刷：北京凯德印刷有限责任公司　　　　　　　邮编：101116

700×1000　1/16　　　　　　　　　　16 印张　　　300 千字
2018 年 8 月第 1 版　　　　　　　　　2018 年 8 月第 1 次印刷
　　　　　　　　　　　　　　　　　　　　　定价：68.00 元

本书如有印装质量问题　可找本社市场部更换

编委会名单

前 言

PREFACE

　　《神农本草经》简称《本草经》《本经》，是我国现存最早的药物学专著，成书于东汉，并非出自一时、一人之手，而是秦汉时期众多医学家总结、搜集、整理当时药物学经验成果的专著，是对我国中草药历史上的第一次系统总结，是汉代本草官员的托名之作，后因战乱而丧失。仅存四卷本（见陶弘景序），后经魏晋名医增订，又产生了多种本子，陶弘景并称为"诸经"。陶弘景"苞综诸经，研括烦省"，作《本草经集注》。以《本草经集注》为分界点，对《本草经集注》以前的多种《本经》，称之为陶弘景以前的《本经》；收载在《本草经集注》中的《本经》，称之为陶弘景整理的《本经》。陶弘景整理的《本经》见于历代主流本草古书中；陶弘景以前的《本草经》散见于宋以前的类书和文、史、哲古书的注文中。

　　《活学活用神农本草经》全书，将药物按照效用分为上、中、下三品。上品，主要是一些无毒药，以滋补营养为主，既能祛病又可久服以强身延年；中品，一般无毒或有小毒，多数具补养和祛疾的双重功效，但不宜久服；下品，是以祛除病邪为主的药物，多数有毒或药性峻猛，容易克伐人体正气，使用时一般病愈即止，不可过量使用。另外，《本经》依循《内经》提出的君臣佐使的组方原则，也将药物以朝中的君臣地位为例，来表明其主次关系和配伍的法则。《本经》对药物性味已有了详尽的描述，指出寒、热、温、凉四气和酸、苦、甘、辛、咸五味是药物的基本属性，可针对疾病的寒、热、湿、燥性质的不同选择用药。寒病选热药，热病选寒药，湿病选温燥之品，燥病须凉润之流，相互配伍，并参考五行生克的关系，对药物的归经、走势、升降、浮沉都很了解，才能选药组方，配伍用药。

　　作为最早的一部药物学专著，《神农本草经》对于药物及其采摘、炮制及使用方法等的论述，到了今天，仍是医药工作者的主要理论依据和操作规范。虽然由于历史条件的限制，书中掺杂了少数荒诞无稽之说，如朴硝"炼何服之、轻身神仙"、太一余粮"久服轻身飞行千里神仙"、泽泻"久服能行水上"、水银"久服神仙不死"等等，但是书中对于药物性质的定位和对其功能、主治的描述总体上是十分准确的，其中大部分药物学理论和规定的配伍规则以及提出的"七情合和"原则在几千年的用药实践中发挥了巨大作用，被誉为中药学经典著作。因此很长一段历史时期内，《本经》都是医生和药师学习中药学的教科书，也是医学工作者案头必备的工具书之一。

《活学活用神农本草经》在《神农本草经》（清代顾观光辑本）原著的基础上，以《中华人民共和国药典》（2015年版一部）及《中药学》（第七版）为指导，以全新的视野和全新的形式对原著进行深度挖掘，从中精选出95种现今仍常用于中医临床的、药效明显的药物，并配上彩色药物照片的形式进行全新演绎，符合现代疾病特点及现代人养生保健习惯。书中对每种药物的原文、今释（含现代药物上的性味归经、功效主治、用量用法、使用禁忌、来源、形态特征、采收加工、别名等）、现代研究（化学成分、药理作用）、配伍应用、传统药膳等都进行了详细的说明，具有较强的实用性和可操作性。需要特别声明的是：广大读者朋友在阅读和使用本书时，如果需要应用书中所列的部分内容，必须要在专业医师的指导下使用，以免造成不必要的伤害！编者衷心希望本书能使广大读者朋友对《神农本草经》的进一步研究起到积极的作用。

本书的主要读者对象是广大医务工作者、医学研究机构的从业人员、相关院校的师生，也可供广大中医药爱好者及全国各种类型的图书馆收藏。

另外，由于书中需要考证的地方较多，加上编者知识水平所限，书中的错漏之处，请广大读者批评指正，以便我们在再版时及时修改，使本书更加完美！

读者交流邮箱：xywenhua@aliyun.com。

编委会

目 录
CONTENTS

本经·上品

本经·中品

本经·下品

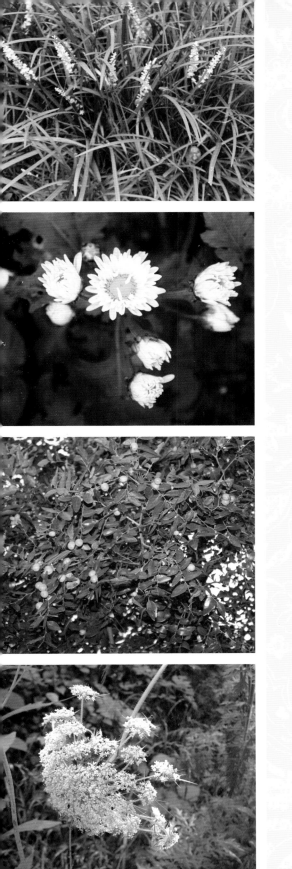

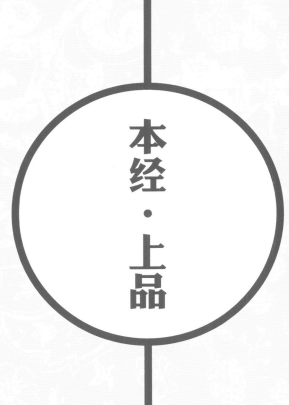

本经·上品

合欢

【原文】味甘，平。主安五脏，利心志，令人欢乐无忧。久服轻身，明目，得所欲。生山谷。

今释

性味归经　甘，平。归心、肝、肺经。

功效主治　解郁安神，活血消肿。用于心神不安、忧郁失眠、肺痈、疮肿、跌仆伤痛。

用量用法　6～12克，煎服。外用：适量，研末调敷。

使用禁忌　合欢的花或花蕾，阴虚津伤者慎用。

来　　源　本品为豆科植物合欢的干燥树皮或花序及花蕾。

形态特征　合欢为落叶乔木，高4～15米。羽片4～12对，小叶10～30对，长圆形至线形，两侧极偏斜。花序头状，多数，伞房状排列，腋生或顶生；花淡红色。荚果线形，扁平，幼时有毛。

采收加工　合欢皮：夏、秋两季剥取，晒干。合欢花：夏季花开时或花蕾形成时晴天采收，晒干。

别　　名　夜合皮、合昏皮、合欢木皮。

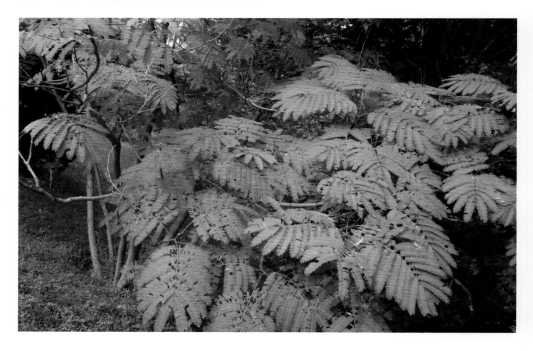

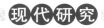

现代研究

化学成分　本品含皂苷、黄酮类化合物、鞣质和多种木脂素及其糖苷、吡啶醇衍生物的糖苷等。

药理作用　合欢皮水煎液及醇提取物均能延长小鼠戊巴比妥钠睡眠时间；对妊娠子宫能增强其节律性收缩，并有终止妊娠抗早孕效应；其水、醇提取物分别具有增强小鼠免疫功能及抗肿瘤作用。

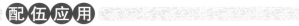

配伍应用

愤怒忧郁、烦躁失眠、心神不宁等：可单用，或与酸枣仁、柏子仁、首乌藤等配伍应用。

跌打扑伤、损筋折骨：与桃仁、乳香、红花、没药、骨碎补等配伍同用。

肺痈、胸痛、咳吐脓血：单用有效，如黄昏汤（《千金方》）；也可与冬瓜子、鱼腥草、桃仁、芦根等同用。

疮痈、肿毒：常与蒲公英、连翘、紫花地丁、野菊花等同用。

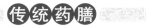

传统药膳

◎ **黄花合欢大枣汤**

原料：合欢花10克，黄花菜30克，大枣10枚，蜂蜜适量。

制法：将黄花菜洗净，与合欢花共入锅内，水煎去渣取汁，再与大枣共炖熟，调入蜂蜜即成。

用法：每日1～2次，连服7～10日。

功效：除烦解郁，安神。

适用：肝气不舒引起的惊悸、失眠。

◎ **合欢豆麦汤**

原料：合欢花30克，黑豆、小麦各15克。

制法：将合欢花、黑豆、小麦同煎2次，每次用水300毫升煎半小时，去渣取汁，将2次煎液合在一起即可。

用法：1～2次服完。

功效：清肝利胆。

适用：肝胆火热、情志不舒、精神恍惚、失眠多梦、耳鸣、耳聋等。

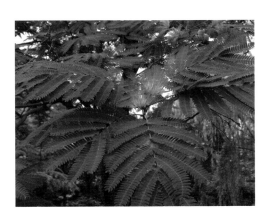

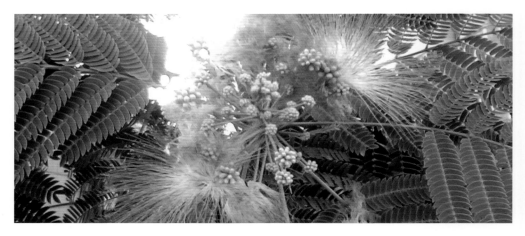

◎ 合欢花粥

原料：合欢花30克（鲜品50克），粳米50克，红糖适量。

制法：将合欢花、粳米、红糖同放入锅内，加清水500毫升，用小火煮至粥稠即可。

用法：于每晚睡前1小时温热顿服。

功效：安神解郁，活血，消痈肿。

适用：妇女更年期综合征，症见忧郁愤怒、虚烦不安、健忘失眠等。

◎ 合欢芡实茶

原料：合欢皮15克，芡实、红糖各30克。

制法：合欢皮、芡实加水1000毫升，煮沸30分钟，去渣，加入红糖，再煎至300毫升，分3次温服。

用法：每日1剂。

功效：益气安神。

适用：神经衰弱、失眠等。

◎ 合欢大枣茶

原料：合欢花15克，大枣25克。

制法：合欢花、大枣加水350毫升，煮沸3分钟。

用法：分2次温服，食枣，每日1剂。服10剂后，仅用百合花15克，以后交替续服。

功效：清火安眠。

适用：神经衰弱、失眠等。

◎ 合欢皮酒

原料：合欢皮500克，黄酒2500毫升。

制法：将合欢皮掰碎，放入酒坛中，倒入黄酒，密封坛口，置于阴凉处，每日摇晃1～2次，15日后即成。

用法：每日2次，每次15～20毫升。

功效：安神健脑，止痛消肿。

适用：健忘、神经衰弱、失眠、头痛、伤口疼痛等。

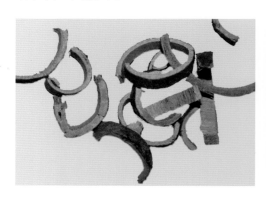

天麻

【原文】味辛，温。主杀鬼精物，蛊毒恶气。久服益气力，长阴，肥健，轻身增年。一名离母，一名鬼督邮。生川谷。

今 释

性味归经	甘，平。归肝经。
功效主治	息风止痉，平抑肝阳，祛风通络。用于小儿惊风、癫痫抽搐、破伤风、头痛眩晕、手足不遂、肢体麻木、风湿痹痛。
用量用法	3～10克，煎服；研末冲服，每次1～1.5克。
使用禁忌	气虚甚者慎服。
来　源	本品为兰科植物天麻的干燥块茎。
形态特征	天麻为多年生寄生草本植物。寄主为密环菌，以密环菌的菌丝或菌丝的分泌物为营养源。块茎横生，椭圆形或卵圆形，肉质；茎单一，直立，黄红色。

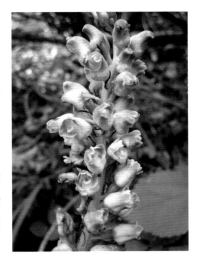

叶退化成膜质鳞片状，互生，下部鞘状抱茎。总状花序顶生；苞片膜质，披针形或狭披针形，膜质，具细脉；花淡绿黄色或橙红色，花被下部合生成歪壶状，顶端5裂；唇瓣高于花被管2/3，能育冠状雄蕊1，着生于雄蕊上端，子房柄扭转。蒴果长圆形或倒卵形；种子多而极小，呈粉末状。

采收加工	立冬后至次年清明前采挖，立即洗净，蒸透，敞开低温干燥。
别　名	神草、离母、赤箭芝、合离草、鬼督邮、明天麻、定风草、白龙皮。

现 代 研 究

化学成分	本品含天麻苷、天麻苷元、β–甾谷醇、胡萝卜苷、枸橼酸、单甲酯、棕榈酸、琥珀酸和蔗糖等；尚含天麻多糖、维生素A、多种氨基酸、微量生物碱及多种微量元素，如铬、锰、铁、钴、镍、铜、锌等。
药理作用	天麻水、醇提取物及不同制剂，均能使小鼠自发性活动明显减少，且能延长巴比妥钠、环己烯巴比妥钠引起的小鼠睡眠时间，可抑制或缩

短实验性癫痫的发作时间；天麻还有降低外周血管、脑血管和冠状血管阻力，并有降压、减慢心率及镇痛抗炎作用；天麻多糖有免疫活性。

配伍应用

小儿急惊风：常与羚羊角、钩藤、全蝎等同用，如钩藤饮（《医宗金鉴》）。

小儿脾虚慢惊：与人参、白术、白僵蚕等配伍，如醒脾丸（《普济本事方》）。

小儿诸惊：与全蝎、制南星、白僵蚕同用，如天麻丸（《魏氏家藏方》）。

破伤风痉挛抽搐、角弓反张：与天南星、白附子、防风等配伍，如玉真散（《外科正宗》）。

肝阳上亢之眩晕、头痛：常与钩藤、石决明、牛膝等同用，如天麻钩藤饮（《杂病证治新义》）。

风痰上扰之眩晕、头痛、痰多胸闷：常与半夏、陈皮、茯苓、白术等同用，如半夏白术天麻汤（《医学心悟》）。

头风攻注、偏正头痛、头晕欲倒：可配等量川芎为丸，如天麻丸（《普济方》）。

中风手足不遂、筋骨疼痛：可与没药、制川乌、麝香等配伍，如天麻丸（《圣济总录》）。

妇人风痹、手足不遂：可与牛膝、杜仲、附子浸酒服，如天麻酒（《十便良方》）。

风湿痹痛、关节屈伸不利：多与秦艽、羌活、桑枝等同用，如秦艽天麻汤（《医学心悟》）。

传统药膳

◎ **天钩石藕饮**

原料：天麻9克，钩藤12克，石决明15克，藕粉20克，白糖适量。

制法：先将前3味用布包，煎水去渣，趁热烫熟藕粉，白糖调味服食。

用法：每日1剂，连服4～5日。

功效：平肝潜阳，滋养肝肾，清热生津。

适用：眩晕眼花、头昏痛。

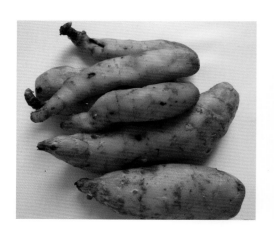

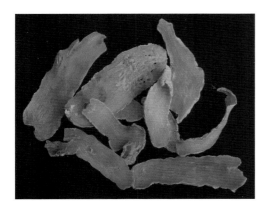

◎ 天麻竹笋汤

原料：天麻20克，竹笋150克。

制法：先将天麻用温水浸泡2小时，切成薄片，加水1000毫升煎煮40分钟，再放竹笋（切片）同煮20分钟，加调味品少许。

用法：吃药喝汤，顿服，连服5～7日。

功效：凉肝息风。

适用：肝风欲动所致的头晕。

◎ 天麻炖猪脑

原料：天麻10克，猪脑1个，盐适量。

制法：上味药洗净，加清水适量，隔水蒸熟调味即可。

用法：佐餐食用。

功效：降压安神，软化血管。

适用：眩晕眼花、头昏痛、耳鸣。

◎ 天麻绿茶

原料：天麻3～5克，绿茶1克。

制法：将天麻、绿茶加沸水冲泡。

用法：代茶饮用。

功效：平肝息风，定惊安神。

适用：肝阳上亢所致的眩晕。

◎ 天麻酒

原料：天麻（切）、杜仲、牛膝各60克，好酒1500毫升。

制法：将天麻等3药研为细末，以生绢袋盛，用好酒浸泡7日。

用法：每服温饮15～30毫升。

功效：祛风湿，补肾壮阳。

适用：妇人风痹、手足不遂。

◎ 天麻鲤鱼

原料：天麻25克，茯苓、川芎各10克，鲜鲤鱼1条（重约1000克）。

制法：将川芎、茯苓切片，与天麻一同放入二次米泔水中，浸泡4～6小时，捞出天麻，置米饭上蒸透，切片；再将天麻片放入去鳞、鳃、内脏的鱼腹中，将鱼置盆内，加入少量姜、葱、清水，蒸约30分钟；再按常规方法制作调味羹汤，浇于鱼上即成。

用法：佐餐服用。

功效：平肝宁神，活血止痛。

适用：肝阳头痛、眩晕、失眠等。

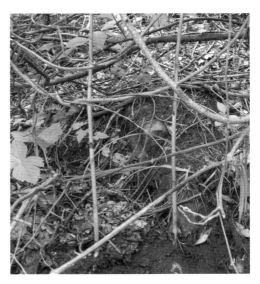

龙眼肉

【原文】 味甘，平。主五脏邪气；安志，厌食。久服强魂聪明，轻身不老，通神明。一名益智。生山谷。

今释

性味归经 甘，温。归心、脾经。

功效主治 补益心脾，养血安神。用于气血不足、心悸怔忡、健忘失眠、血虚萎黄。

用量用法 10～25克，煎服；大剂量30～60克。

使用禁忌 有上火发炎症状时不宜食用，怀孕后不宜过多食用。

来　　源 本品为无患子科植物龙眼的假种皮。

形态特征 龙眼为常绿大乔木，树体高大。多为偶数羽状复叶，小叶对生或互生。圆锥花序顶生或腋生。果球形；种子黑色，有光泽。

采收加工 夏、秋两季采收成熟果实，干燥，除去壳、核，晒至干爽不黏。

别　　名 龙眼肉、亚荔枝。

现代研究

化学成分 龙眼肉含水溶性物质、不溶性物质、灰分。可溶性物质含葡萄糖，还含有蛋白质、脂肪以及维生素B_1、B_2、P、C等。

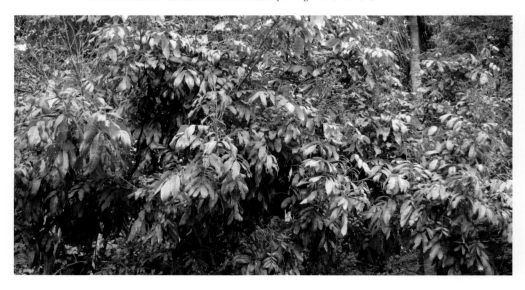

药理作用　龙眼肉和蛤蚧提取液可促进生长，增强体质。可明显延长小鼠常压耐缺氧存活时间，减少低温下死亡率。

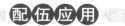

配伍应用

思虑过度、劳伤心脾、惊悸怔忡、失眠健忘：与人参、当归、酸枣仁等同用，如归脾汤（《济生方》）。

年老体衰、产后或大病之后的气血亏虚：可单服本品，如玉灵膏（《随息居饮食谱》），即单用本品加白糖蒸熟，开水冲服。

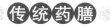

传统药膳

◎ **龙眼大枣汤**

原料：龙眼肉30克，大枣25克，冰糖适量。

制法：将龙眼肉、大枣洗净，放入砂锅中，加水适量，用大火烧沸后改用小火煎煮片刻，加冰糖调味即成。

用法：睡前食用。

功效：健脾养心，益气补血。

适用：心脾两虚所致的贫血等症。

◎ **龙眼肉猪心汤**

原料：龙眼肉、党参各30克，猪心1个（约300克），大枣5枚。

制法：将猪心切去肥油，洗净；龙眼肉、大枣（去核）、党参洗净，与猪心一齐放入锅内，加清水适量，先以大火煮沸，再以小火煲2小时，调味即可。

用法：每日分2次服用。

功效：补益气血，养心安神。

适用：气血亏虚引起的失眠健忘。

◎ **龙眼首乌汤**

原料：龙眼肉20克，当归6克，大枣、制首乌各15克，冰糖50克。

制法：将制首乌、当归去净灰渣，烘干，碾成粉末；大枣去核后切成细粒，龙眼肉剁碎；净锅置中火上，加入清水700毫升及制首乌末、当归末，煎煮至沸，再加入龙眼肉末、大枣粒、冰糖，熬煮至汤剩300毫升即成。

用法：坚持长期服用，服用30日后需停1周，之后再继续服用。

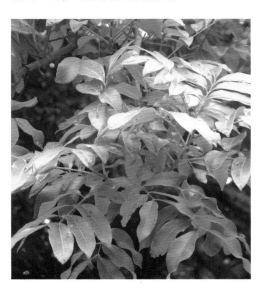

功效：补肝肾，益精血，润肌肤，美容颜。

适用：妇女产后血虚气不足、精神不振等。

◎ **龙眼花生汤**

原料：龙眼肉12克，大枣15克，花生米250克，白糖适量。

制法：将花生米去杂后洗净，大枣去核后洗净，花生米、大枣、龙眼肉同放入锅中，用中火煮沸25分钟左右，再加入白糖继续煮至花生米熟，盛入碗中即成。

用法：当点心食用。

功效：健美肌肤，延缓衰老。

适用：脸色萎黄、身体虚弱者。

◎ **桂芝补血汤**

原料：龙眼肉400克，黑芝麻300克，冰糖100克。

制法：龙眼肉蒸熟，置阳光中暴晒约2小时，蒸5次，晒5次，剁成细末；黑芝麻炒酥压碎，冰糖砸成碎粒。3样混合均匀，盛入瓶内备用。

用法：每次取20克，用沸水冲服。

功效：益气血，止脱发。

适用：血不足、面色萎黄、四肢寒冷、极易脱发等。

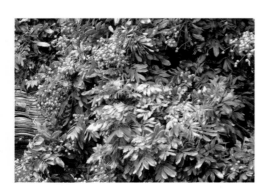

◎ **龙眼鸽蛋汤**

原料：龙眼肉30克，枸杞子15克，鸽蛋2个，冰糖适量。

制法：龙眼肉、枸杞子分别洗净，加水烧开后，再将鸽蛋打入，煮熟后，下入冰糖，继续煮至糖溶。

用法：1～2次趁热分服。

功效：益气血，益智。

适用：气血虚弱、智力减退、年老体衰者。

◎ **龙眼葡萄干汤**

原料：龙眼肉、葡萄干各50克，红糖适量。

制法：先将葡萄干、龙眼肉洗净，加适量水入锅中，再将全部原料放入同煮半小时即可。

用法：每日1次，饮汤食料。

功效：补益气血，延年益寿。

适用：气血虚少、体质衰弱者。

◎ **龙眼糯米粥**

原料：龙眼肉15克，糯米100克。

制法：将淘洗干净的糯米入锅，加水1000毫升，用大火烧沸后转用小火熬煮，待粥半熟时加入龙眼肉，搅匀后继续煮至粥成。

用法：每日晨起和睡前温热食用。

功效：补益心脾，安神。

适用：记忆力衰退，贫血。

◎ **龙眼杏仁炖银耳**

原料：龙眼肉、甜杏仁、银耳各20克，冰糖适量。

制法：将银耳用冷水浸泡，涨发后捞起，去杂质后洗净，放入炖盅内，加入清水适量，上笼蒸约1小时待用。甜杏仁用沸水浸泡5分钟，倒入炖盅内，上笼蒸1小时取出，再将银耳倒入甜杏仁盅内。锅内加沸水，放入冰糖，待溶化后滤净杂质，倒入盅内，再上笼蒸15分钟即可。

用法：当点心食用。

功效：滋补强壮。

适用：老年虚劳等。

◎ 龙眼薏仁莲子羹

原料：龙眼肉30克，薏苡仁70克，莲子100克，冰糖适量。

制法：将莲子用水泡发，去皮和心，洗净，与洗净的龙眼肉、薏苡仁同放入砂锅中，加水适量，用大火煮沸后转用小火煎煮，至莲子酥烂，加冰糖调味即成。

用法：睡前服用。

功效：健脾补心。

适用：营养不良、贫血、消瘦等。

◎ 龙眼童子鸡

原料：龙眼肉、姜、葱各10克，盐5克，黄酒100毫升，净童子鸡1只。

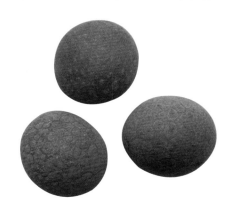

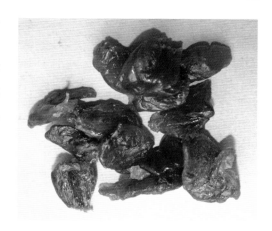

制法：童子鸡洗净，去爪，鸡颈别在鸡翅下使其团起来，将鸡放入沸水锅中焯片刻，去除血水，捞出洗净；龙眼肉也用清水洗净。将鸡放入汤锅，再放入龙眼肉、黄酒、葱、姜、盐和清水500毫升，上笼蒸约1小时后取出，去葱、姜即成。

用法：日常佐餐食用。

功效：补益气血，养心安神。

适用：心脾两虚引起的面色萎黄、失眠健忘、心悸头昏、食欲不振以及病后或产后体虚等。

◎ 龙眼鹌鹑蛋

原料：龙眼肉20克，鹌鹑蛋3个，红糖适量。

制法：龙眼肉洗净后放入汤碗内，磕入鹌鹑蛋，放入红糖，加适量清水，隔水蒸熟即可。

用法：每日1次，饮汤食料。

功效：养心神，补气血。

适用：心血虚引起的失眠多梦、记忆力减退者。

猪苓

【原文】味甘，平。主痎疟，解毒，蛊疰不祥，利水道。久服轻身耐老。一名猳猪矢。生山谷。

性味归经 甘、淡，平。归肾、膀胱经。

功效主治 利水渗湿。用于小便不利、水肿、泄泻、淋浊、带下。

用量用法 6～12克，煎服。

使用禁忌 无水湿者忌服。

来 源 本品为多孔菌科真菌猪苓的干燥菌核。

形态特征 猪苓为药用真菌。菌核体呈长形块或不规则块状，表面凹凸不平，有皱纹及瘤状突起，棕黑色或黑褐色，断面呈白色或淡褐色。子实体自地下菌核内生出，常多数合生；菌柄基部相连或多分枝，形成一丛菌盖，伞形或伞状半圆形，总直径达15厘米以上。每一菌盖为圆形，直径1～3厘米，中央凹陷呈脐状，表面浅褐色至茶褐色。菌肉薄，与菌管皆为白色；管口微小，呈多角形。

采收加工 春、秋两季采挖，除去泥沙，干燥。

别 名 野猪食、猪屎苓、地乌桃。

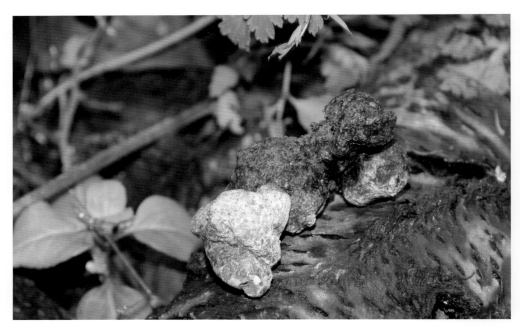

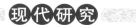

现代研究

化学成分　本品含猪苓葡聚糖I、甾类化合物、游离及结合型生物素、粗蛋白等。

药理作用　猪苓多糖能显著增强小鼠T细胞对ConA的增殖反应以及B细胞对LPS
　　　　　的增殖反应。猪苓多糖对小鼠全脾细胞有明显的促有丝分裂作用。

配伍应用

通身肿满、小便不利：单用一味猪苓为末，热水调服。

水湿内停所致之水肿、小便不利：常与泽泻、茯苓、白术等同用，如四苓散（《明医指掌》）。

肠胃寒湿、濡泻无度：常与肉豆蔻、黄柏同用，如猪苓丸（《圣济总录》）。

热淋、小便不通、淋沥涩痛：本品配生地黄、滑石、木通等，如十味导赤汤（《医宗金鉴》）。

传统药膳

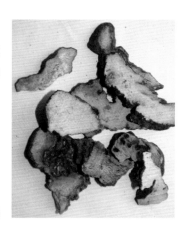

◎ **猪苓粥**

原料：猪苓10克，粳米100克，白糖少许。

制法：将猪苓择净，放入锅中，加清水适量，水煎取汁，加粳米煮粥，待熟时调入白糖，再煮一二沸即成。

用法：每日1剂。

功效：利水渗湿。

适用：小便不利、水肿、泄泻、淋浊、带下等。

◎ **猪苓瓜皮鲫鱼汤**

原料：猪苓、冬瓜皮各30克，鲫鱼500克，生姜4片。

制法：鲫鱼去鳞、鳃及内脏，洗净；猪苓、冬瓜皮、生姜洗净，与鲫鱼一齐放入砂煲内，加清水适量，武火煮沸后改用文火煲2小时，调味即可。

用法：佐餐食用。

功效：健脾去湿，消肿利水。

适用：肝硬化腹水、营养不良性水肿，属脾虚水湿内停者。

茯苓

【原文】味甘，平。主胸胁逆气忧恚，惊邪恐悸，心下结痛，寒热烦满，咳逆，口焦舌干，利小便；久服安魂养神，不饥延年。一名茯菟。生山谷。

今释

性味归经 甘、淡，平。归心、肺、脾、肾经。

功效主治 利水渗湿，健脾，宁心。用于水肿尿少、痰饮眩悸、脾虚食少、便溏泄泻、心神不安、惊悸失眠。

用量用法 10～15克，煎服。

使用禁忌 虚寒精滑或气虚下陷者忌服。

来　　源 本品为多孔菌科真菌茯苓的干燥菌核。

形态特征 茯苓为真菌寄生或腐寄生。菌核埋在土内，大小不一，表面淡灰棕色或黑褐色，断面近外皮处带粉红色，内部白色。子实体平伏，伞形，直径0.5～2毫米，生长于菌核表面成一薄层，幼时白色，老时变浅褐色。菌管单层，孔多为三角形，孔缘渐变齿状。

采收加工 多于7-9月采挖，挖出后除去泥沙，堆置"发汗"后，摊开晾至表面干燥，再"发汗"，反复数次至现皱纹、内部水分大部散失后，阴干，称为"茯苓个"；或将鲜茯苓按不同部位切制，阴干，分别称为"茯苓皮"及"茯苓块"。

别　　名 茯菟、茯灵。

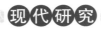
现代研究

化学成分 本品含β-茯苓聚糖，占干重约93%；另含茯苓酸、蛋白质、脂肪、卵磷脂、胆碱、组氨酸、麦角甾醇等。

药理作用 茯苓煎剂、糖浆剂、醇提取物、乙醚提取物，分别具有利尿、镇静、抗肿瘤、降血糖、增加心肌收缩力的作用。茯苓多糖有增强免疫功能的作用。茯苓有护肝作用，能降低胃液分泌，对胃溃疡有抑制作用。

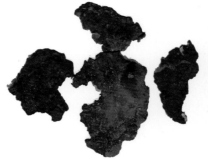

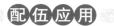

配伍应用

斑秃：茯苓粉适量。每日2次，每次6克或临睡前10克吞服；或用茯苓煎水内服也可。

水湿内停所致的水肿、小便不利：常与泽泻、猪苓、白术、桂枝等同用，如五苓散（《伤寒论》）。

脾肾阳虚水肿：可与附子、生姜同用，如真武汤（《伤寒论》）。

水热互结、阴虚小便不利、水肿：与滑石、阿胶、泽泻合用，如猪苓汤（《伤寒论》）。

痰饮所致目眩心悸：配以桂枝、白术、甘草，如苓桂术甘汤（《金匮要略》）；若饮停于胃而呕吐者，多与半夏、生姜合用，如小半夏加茯苓汤（《金匮要略》）。

脾虚泄泻：可与山药、白术、薏苡仁同用，如参苓白术散（《和剂局方》）。

脾胃虚弱、倦怠乏力、食少便溏：与人参、白术、甘草同用，如四君子汤（《和剂局方》）。

心脾两虚、气血不足所致心悸、失眠、健忘：多与黄芪、当归、远志同用，如归脾汤（《济生方》）；

心气虚、不能藏神、惊恐而不安卧：常与人参、龙齿、远志同用，如安神定志丸（《医学心悟》）。

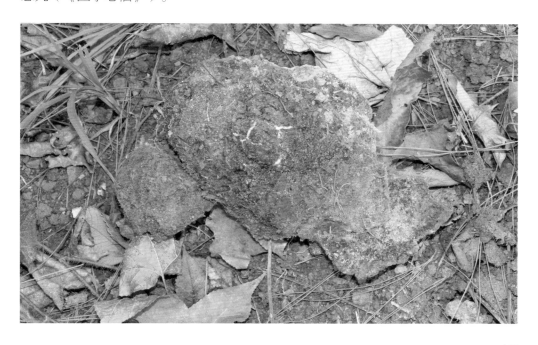

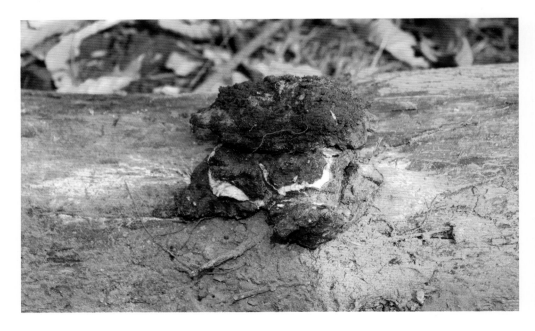

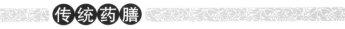

传统药膳

◎ 茯苓益胃粥

原料：白茯苓15克，粳米100克，清水适量。

制法：将白茯苓磨成细粉，同淘净的粳米一同入锅煮粥，至米烂汁黏稠即可。

用法：早餐食用。

功效：健脾益胃，利水消肿。

适用：脾胃不和、小便不利者。

◎ 茯苓大枣粥

原料：茯苓粉、白米各30克，大枣20枚。

制法：如常法煮粥食。

用法：当早点或餐间加餐，可经常食用。

功效：健脾利湿。

适用：脾胃虚弱者。

◎ 茯苓赤小豆粥

原料：茯苓25克，赤小豆30克，大枣10枚，粳米100克。

制法：先将赤小豆用冷水浸泡半日，再同茯苓、大枣、粳米煮粥。

用法：早、晚餐温热服食。

功效：利水消肿，健脾益胃。

适用：水肿病、肥胖症以及大便溏薄等。

◎ 茯苓百合粥

原料：茯苓、百合各15克，粳米60克。

制法：茯苓、百合磨成细粉，同淘洗干净的粳米一同入锅，加水适量煮粥。

用法：早、晚分食。

功效：健脾利湿，养阴降脂。

适用：脾虚湿盛兼失眠的肥胖症。

柏子仁

【原文】味甘，平。主惊悸，安五脏，益气，除风湿痹。久服令人润泽美色，耳目聪明，不饥不老，轻身延年。生山谷。

今 释

性味归经 甘，平。归心、肾、大肠经。

功效主治 养心安神，润肠通便，止汗。用于阴血不足、虚烦失眠、心悸怔忡、肠燥便秘、阴虚盗汗。

用量用法 3～10克，煎服，大便溏者宜用柏子仁霜代替柏子仁。

使用禁忌 便溏及痰多者慎服。

来　源 本品为柏科植物侧柏的干燥成熟种仁。

形态特征 侧柏为常绿小乔木，树皮薄，淡红褐色，常呈条状剥落。树枝向上伸展，小枝扁平，排成一平面，直展。叶鳞形，质厚，紧贴在小枝上交互对生，正面的一对通常扁平。花单性，雌雄同株；雄花球长圆形，黄色，生于上年的枝顶上；雌花球长椭圆形，单生于短枝顶端，由6～8枚鳞片组成。球果卵状椭圆形，嫩时蓝绿色，肉质，被白粉；熟后深褐色，木质。

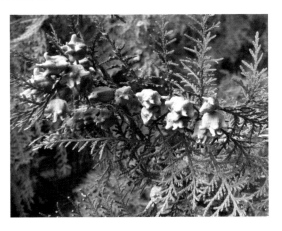

采收加工 秋、冬两季采收成熟种子，晒干，除去种皮，收集种仁。

别　名 柏实、侧柏仁。

现代研究

化学成分 含脂肪油，并含少量挥发油、皂苷及植物甾醇、维生素A、蛋白质等。

药理作用 柏子仁单方注射液可使猫的慢波睡眠深睡期明显延长，并具有显著恢复体力的作用。

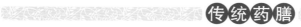

配伍应用

心阴不足、心血亏虚、心神失养所致心悸怔忡、虚烦不眠、头晕健忘：常与人参、五味子、白术等配伍，如柏子仁丸（《普济本事方》）；也可与酸枣仁、当归、茯神等同用，如养心汤（《校注妇人良方》）。

心肾不交所致心悸不宁、心烦少寐、梦遗健忘：常以本品配伍麦冬、熟地黄、石菖蒲等，如柏子养心丸（《体仁汇编》）。

阴虚血亏，老年、产后等肠燥便秘证：常与郁李仁、松子仁、杏仁等同用，如五仁丸（《世医得效方》）。

传统药膳

◎ **柏子仁粥**

原料：柏子仁10～15克，粳米30～60克，蜂蜜适量。

制法：先将柏子仁去净皮壳杂质，稍捣烂，再同粳米煮粥，待粥成时，兑入蜂蜜适量，稍煮一二沸即可。

用法：每日2次。

功效：养心安神，润肠通便。

适用：心血不足、心神失养所致的心悸、失眠、健忘以及阴血不足、肠燥便秘。

◎ **柏子郁李仁粥**

原料：柏子仁、郁李仁各10～15克，蜂蜜20毫升，粳米100克。

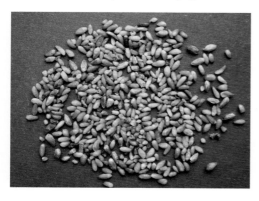

制法：将柏子仁、郁李仁洗净，捣碎，煎汁，去净渣。粳米淘洗入锅，掺水烧开后加入药汁，煮成粥时，放入蜂蜜食用。

用法：每日2次。

功效：润肠通便，养心安神，利水消肿。

适用：慢性便秘、心悸失眠、健忘、小便不利、水肿腹满等。

◎ **柏子仁炖猪心**

原料：柏子仁15克，猪心1个，盐适量。

制法：将猪心洗净，剖开，纳入洗净的柏子仁，盛入瓦煲内，加清水适量；再将瓦煲置于大锅中，隔水蒸炖1小时左右，直至猪心熟烂，加盐调味即成。

用法：佐餐食用。

功效：养心安神，补血润肠。

适用：心阴血虚引起的心悸不宁、失眠多梦、健忘及血虚肠燥所致大便秘结等。

天冬

【原文】味苦，平。主诸暴风湿偏痹，强骨髓，杀三虫，去伏尸，久服轻身，益气延年。一名颠勒。生山谷。

今释

性味归经 甘、苦，寒。归肺、肾经。

功效主治 养阴润燥，清肺生津。用于肺燥干咳、顿咳痰黏、腰膝酸痛、骨蒸潮热、内热消渴、热病津伤、咽干口渴、肠燥便秘。

用量用法 6～12克，煎服。

使用禁忌 虚寒泄泻及外感风寒致嗽者，皆忌服。

来　　源 本品为百合科植物天冬的干燥块根。

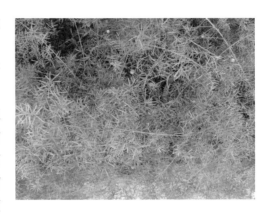

形态特征 天冬为攀缘状多年生草本植物。块根肉质，簇生，长椭圆形或纺锤形，灰黄色。茎细，常扭曲多分枝，有纵槽纹。主茎上为鳞片状叶，顶端尖长，叶基部伸长为2.5～3厘米的硬刺；在分枝上的刺较短或不明显，叶状枝2～3枚簇生叶腋，扁平有棱，镰刀状。花通常2朵腋生，淡绿色，单性，雌雄异株，雄花花被6，雄蕊6，雌花与雄花大小相似，具退化雄蕊6。浆果球形，熟时红色，有种子1。

采收加工 秋、冬两季采挖，洗净，除去茎基和须根。置沸水中煮或蒸至透心，趁热除去外皮，洗净，干燥。

别　　名 天门冬、武竹。

现代研究

化学成分 本品含天门冬素（天冬酰胺）、黏液质、β-谷甾醇及5-甲氧基甲基糠醛、甾体皂苷、多种氨基酸、新酮糖及多糖等成分。

药理作用 天冬酰胺有一定的平喘镇咳祛痰作用；可使外周血管扩张、血压下降、心收缩力增强、心率减慢和尿量增加；煎剂体外试验对甲型及乙型溶血性链球菌、白喉棒状杆菌、肺炎链球菌、金黄色葡萄球菌等均有不同程度的抑制作用；天冬具有升高外周白细胞、增强网状内皮系统吞噬能力及体液免疫功能的作用；煎剂或醇提取液可促进抗体生成，延长抗体生存时间；对实验动物有非常显著的抗细胞突变作用，可升高肿瘤细胞cAMP水平，抑制肿瘤细胞增殖。

配伍应用

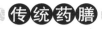

肺阴不足、燥热内盛之证：常与麦冬、沙参、川贝母等同用。

肾阴亏虚、眩晕耳鸣、腰膝酸痛：常与熟地黄、枸杞子、牛膝等同用。

阴虚火旺、骨蒸潮热：宜与生地黄、麦冬、知母、黄柏等同用。

肾阴久亏、内热消渴：可与生地黄、山药、女贞子等同用。

肾阴虚所致咳嗽咯血：可与生地黄、玄参、川贝母等同用。

气阴两伤、食欲不振、口渴：宜与生地黄、人参等配伍同用。

津亏肠燥便秘者：宜与生地黄、当归、生何首乌等同用。

传统药膳

◎ **天冬粥**

原料：天冬20克，粳米100克。

制法：将天冬熬水，约20分钟，去渣留汁，备用。将粳米洗净，锅内加药汁及水适量，煮粥，待粥汁稠黏时停火起锅。

用法：每食适量。

功效：润肾燥，益肌肤，悦颜色，清肺降火。

适用：老年痰嗽、少年干咳、风湿不仁、冷痹、心腹积聚、耳聋等。

◎ **天冬枸杞粥**

原料：天冬30克，枸杞子15克，粳米90克。

制法：将天冬、枸杞子用温开水浸泡5分钟，清水冲洗干净，加水煎取浓汁，待用。把粳米清洗干净，倒入锅内，加入天冬汁、枸杞汁，置于火上煮成粥，食用。

用法：每日分2次服食。

功效：益肾养阴。

适用：肺、肾阴虚者。

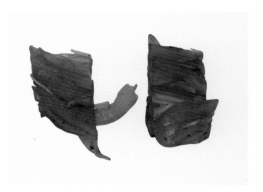

麦冬

【原文】味甘，平。主心腹结气伤中，伤饱胃，络脉绝，羸瘦短气。久服轻身，不老，不饥。生川谷及堤坂。

今释

性味归经 甘、微苦，微寒。归心、肺、胃经。

功效主治 养阴生津，润肺清心。用于肺燥干咳、阴虚劳嗽、喉痹咽痛、津伤口渴、内热消渴、心烦失眠、肠燥便秘。

用量用法 6～12克，煎服。

使用禁忌 与款冬、苦瓠、苦参、青蘘相克。

来　　源 本品为百合科植物麦冬的干燥块根。

形态特征 麦冬为多年生草本植物，地上匍匐茎细长。叶丛生，狭线形，革质，深绿色，平行脉明显，基部绿白色并稍扩大。花葶常比叶短，总状花序轴长2～5厘米，花1～2，生于苞片腋内，花梗长2～4毫米，关节位于近中部或中部以上，花微下垂，花被片6，披针形，白色或淡紫色。浆果球形，成熟时深绿色或蓝黑色。

采收加工 拣净杂质，用水浸泡，捞出，润透后抽去心，再洗净晒干。

别　　名 麦门冬、沿阶草。

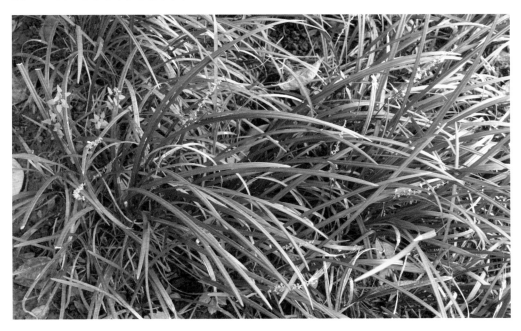

现代研究

化学成分　本品含多种甾体皂苷、β-谷甾醇、豆甾醇、高异黄酮类化合物、多种氨基酸、各种类型的多聚糖、维生素A样物质、铜、锌、铁、钾等成分。

药理作用　家兔用麦冬煎剂肌内注射，能升高血糖；正常兔口服麦冬的水、醇提取物则有降血糖作用；麦冬能增强网状内皮系统的吞噬能力，升高外周白细胞，提高免疫功能；能增强垂体肾上腺皮质系统作用，提高机体适应性；能显著提高实验动物耐缺氧能力，增加冠脉流量，对心肌缺血有明显的保护作用，并能抗心律失常及改善心肌收缩力；有改善左心室功能与抗休克作用；还有一定的镇静和抗菌作用。

配伍应用

热伤胃阴、口干舌燥：常与生地黄、玉竹、沙参等同用。

消渴：与天花粉、乌梅等同用。

胃阴不足导致的气逆呕吐：与半夏、人参等同用，如麦门冬汤（《金匮要略》）。

热邪伤津导致的便秘：与生地黄、玄参同用，如增液汤（《温病条辨》）。

阴虚肺燥有热导致的鼻燥咽干、干咳痰少、咳血、咽痛音哑：常与阿胶、石膏、桑叶、枇杷叶等同用，如清燥救肺汤（《医门法律》）。

心阴虚有热导致的心烦、失眠多梦、健忘、心悸怔忡：宜与生地黄、酸枣仁、柏子仁等配伍，如天王补心丹（《摄生秘剖》）。

热伤心营、神烦少寐：宜与黄连、生地黄、玄参等同用，如清营汤（《温病条辨》）。

传统药膳

◎ **麦冬竹叶粥**

原料：麦冬30克，淡竹叶15克，粳米100克，大枣6枚。

制法：先将麦冬、炙甘草、淡竹叶、大枣煎水，去渣取汁，加入粳米一同煮成粥即可。

用法：随意食用。

功效：甘淡清热，益气和胃。

适用：暑热口渴、气短乏力、不思纳食等。

◎ **麦冬粥**

原料：麦冬30克，粳米50克。

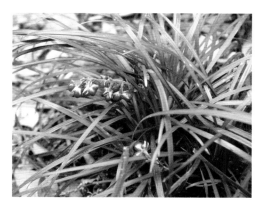

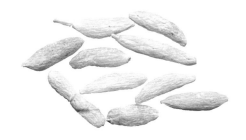

制法：先将麦冬捣烂，加水煮成浓汁，去渣，取汁煮米做粥。

用法：作早餐食用。

功效：滋阴养心，生津止渴。

适用：阴虚痨嗽、津伤口渴、内热消渴者。

◎ 麦冬汤

原料：麦冬（去心）10克，大枣2枚，大米50克，冰糖适量。

制法：麦冬温水浸泡片刻，合大枣、大米及冰糖同入锅后，加水如常法煮粥，煮至麦冬熟烂、米烂粥稠即可。

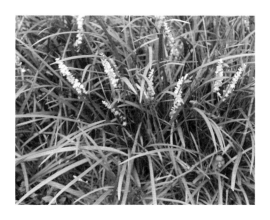

用法：每日温热服用，连服半个月。

功效：润肺养胃，养阴清心。

适用：肺燥干咳、心烦失眠者。

◎ 麦冬酒

原料：麦冬30克，白酒适量。

制法：将麦冬洗净，切片，放入酒瓶内，注酒满瓶，浸泡1月即可饮用。

用法：每日1次。

功效：养阴润肺，舒筋活血，泽肤延年。

适用：降血糖。

◎ 麦冬石斛茶

原料：麦冬10克，石斛6克，绿茶3克。

制法：将麦冬、石斛共研成粗末，与绿茶一同放入大杯中，用沸水冲泡，加盖焖10分钟即成。

用法：代茶频频饮用，一般可冲泡3～5次。

功效：养胃阴，调胃气。

适用：脾胃不和。

白术

【原文】味苦，温。主风寒湿痹死肌，痉，疸，止汗，除热，消食，作煎饵。久服，轻身延年，不饥。一名山蓟。生山谷。

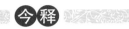

今释

性味归经	苦、甘，温。归脾、胃经。
功效主治	健脾益气，燥湿利水，止汗，安胎。用于脾虚食少、腹胀泄泻、痰饮眩悸、水肿、自汗、胎动不安。
用量用法	6～12克，煎服，炒用可增强补气、健脾止泻作用。
使用禁忌	阴虚燥渴、气滞胀闷者忌服。
来　　源	本品为菊科植物白术的干燥根茎。
形态特征	白术为多年生草本，高30～60厘米。根状茎肥厚，略呈拳状；茎直立，上部分枝。叶互生，叶片3，深裂或上部茎的叶片不分裂，裂片椭圆形，边缘有刺。头状花序顶生，总苞钟状，花冠紫红色。瘦果椭圆形，稍扁。
采收加工	冬季下部叶枯黄、上部叶变脆时采挖，除去泥沙，烘干或晒干，再除去须根。
别　　名	山蓟、山芥、日蓟、山姜、山精、山连、冬白术。

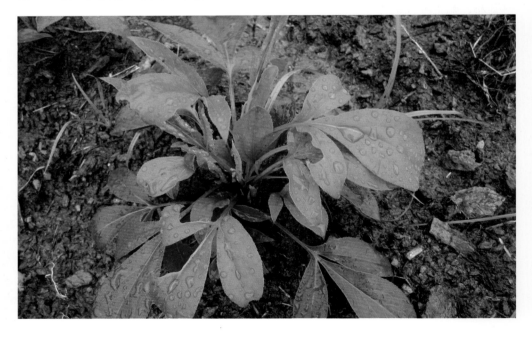

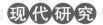

现代研究

化学成分 本品含挥发油，油中主要有苍术酮、苍术醇、苍术醚、杜松脑、苍术内脂等，并含有果糖、菊糖、白术多糖，以及多种氨基酸及维生素A类成分等。

药理作用 白术对肠管活动有双向调节作用，当肠管兴奋时呈抑制作用，而肠管抑制时则呈兴奋作用；有防治实验性胃溃疡的作用；有强壮作用；能促进小鼠体重增加；能明显促进小肠蛋白质的合成；能促进细胞免疫功能；有一定的提升白细胞的作用；还能保肝、利胆、利尿、降血糖、抗血凝、抗菌、抗肿瘤。白术挥发油有镇静作用。

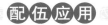

配伍应用

脾虚有湿、食少便溏或泄泻：常与人参、茯苓等同用，如四君子汤（《和剂局方》）。

脾虚中阳不振、痰饮内停：宜与温阳化气、利水渗湿之品配伍，如苓桂术甘汤（《金匮要略》）。

脾虚水肿：可与茯苓、桂枝等同用。

脾肺气虚、卫气不固、表虚自汗、易感风邪：宜与黄芪、防风等配伍，以固表御邪，如玉屏风散（《丹溪心法》）。

脾虚胎儿失养：宜与人参、阿胶等配伍。

脾虚失运、湿浊中阻所致妊娠恶阻、呕恶不食、四肢沉重：宜与人参、茯苓、陈皮等配伍。

便秘：生白术30～60克。水煎，早、晚2次分服，每日1剂。

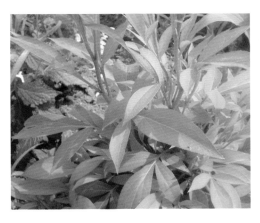
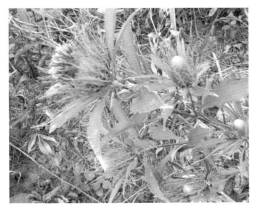

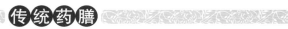

传统药膳

◎ 白术山药粥

原料：炒白术、炒山药各30克。

制法：将上药放入砂锅煎汁，去渣，再加入洗净的粳米共煮成粥，调入白糖即成。

用法：温热服食，每日2次。

功效：健脾燥湿。

适用：脾虚所致带下腰酸神疲、纳呆食少等。

◎ 白术鲫鱼粥

原料：白术10克，鲫鱼30～60克，粳米30克，调料适量。

制法：将鲫鱼去掉鳞甲及内脏；白术洗净，先煎汁100毫升。然后将鱼与粳米同煮成粥，粥成后加入药汁和匀即可。

用法：根据个人口味加入盐或糖食用。

功效：健脾和胃。

适用：脾胃虚弱型脘腹胀痛，见呕恶不食、浑身无力、倦怠思睡、舌质

淡、苔白、脉缓滑等。

◎ 白术糖

原料：生白术30～60克，绵白糖50～100克。

制法：先将生白术晒干，研为细粉，过筛；再把白术粉同绵白糖和匀，加水适量调拌成糊状，放入碗内，隔水蒸或置饭锅上蒸熟即可。

用法：每日10～15克，分做2～3次，温热时嚼服，连服7～10日。

功效：健脾摄涎。

适用：小儿流涎。

◎ 白术茯苓粥

原料：白术12克，茯苓15克，陈皮6克，粳米100克。

制法：将上药煎汁去渣，加入粳米同煮为稀粥。

用法：每日2次，早、晚温热服。

功效：健脾行水。

适用：脾虚所致妊娠面目、四肢浮肿或遍及全身，小便短少。

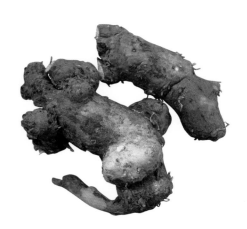

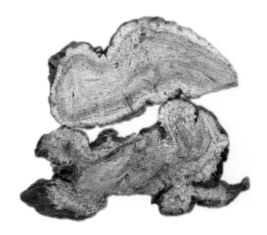

地黄

【原文】味甘，寒。主折跌绝筋，伤中，逐血痹，填骨髓，长肌肉，作汤除寒热积聚，除痹，生者尤良。久服轻身不老。一名地髓。生川泽。

性味归经 鲜地黄：甘、苦，寒。归心、肝、肾经。生地黄：甘，寒。归心、肝、肾经。

功效主治 鲜地黄：清热生津，凉血止血；用于热病伤阴、舌绛烦渴、温毒发斑、吐血、衄血、咽喉肿痛。
生地黄：清热凉血，养阴生津；用于热入营血、温毒发斑、吐血衄血、热病伤阴、舌绛烦渴、津伤便秘、阴虚发热、骨蒸劳热、内热消渴。

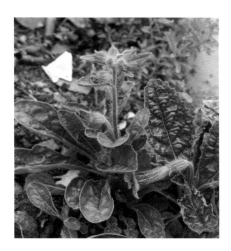

用量用法 鲜地黄：12～30克。生地黄：10～15克。

使用禁忌 地黄性凉，脾虚腹泻、胃虚食少者忌食。

来　　源 本品为玄参科植物地黄的新鲜或干燥块根。

形态特征 地黄为多年生草本植物，高25～40厘米，全植株被灰白色长柔毛和腺毛。叶多基生，莲座状，向上逐渐缩小而在茎上互生；叶片倒卵形或长椭圆形，先端钝，后部渐窄，边缘具有不整齐钝齿，叶面多皱褶。总状花序，花萼钟状；花冠筒状稍弯曲，紫红色，里面常有黄色带紫的条纹，呈二唇形。蒴果卵形，种子多数。

采收加工 秋季采挖，除去芦头、须根及泥沙，鲜用或将地黄缓缓烘焙至约八成干。前者习称"鲜地黄"，后者习称"生地黄"。

别　　名 山菸根、酒壶花、山白菜。

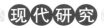

化学成分 本品含梓醇、二氢梓醇、单密力特苷、乙酰梓醇、桃叶珊瑚苷、密力特苷、地黄苷、去羟栀子苷、筋骨草苷、辛酸、苯甲酸、苯乙酸、葡

萄糖、蔗糖、果糖及铁、锌、锰、铬等20多种微量元素、β-谷甾醇等。鲜地黄含20多种氨基酸，其中精氨酸含量最高。干地黄中含有15种氨基酸，其中丙氨酸含量最高。

药理作用 本品水提液有降压、镇静、抗炎、抗过敏作用；其流浸膏有强心、利尿作用；其乙醇提取物有缩短凝血时间的作用。地黄有对抗连续服用地塞米松后血浆皮质酮浓度的下降，并能防止肾上腺皮质萎缩的作用；具有促进机体淋巴母细胞的转化、增加T淋巴细胞数量的作用，并能增强网状内皮细胞的吞噬功能，特别是对免疫功能低下者作用更明显。

配伍应用

血虚血瘀、贫血、月经不调：与当归、白芍、川芎同用，如四物汤（《太平惠民和剂局方》）。

胃火牙痛、咽喉肿痛、口舌生疮：常与玄参、升麻、生石膏等配伍，如清胃散（《脾胃论》）。

温热病热入营血、壮热烦渴、神昏舌绛：多配伍玄参、连翘、丹参等药，如清营汤（《温病条辨》）。

血热吐衄：常与大黄同用，如大黄散（《伤寒总病论》）。

血热便血、尿血：常与地榆同用，如两地丹（《石室秘录》）。

血热崩漏或产后下血不止、心神烦乱：可配益母草用，如地黄酒（《圣惠方》）。

阴虚内热、潮热骨蒸：可配知母、地骨皮用，如地黄膏（《古今医统》）。

退热无汗、夜热早凉、舌红脉数：配青蒿、鳖甲、知母等，如青蒿鳖甲汤（《温病条辨》）。

热病伤阴、烦渴多饮：常配麦冬、沙参、玉竹等药用，如益胃汤（《温病条辨》）。

阴虚内热所致的消渴证：可配山药、黄芪、山茱萸用，如滋膵饮（《医学衷中参西录》）。

温病津伤、肠燥便秘：可配玄参、麦冬用，如增液汤（《温病条辨》）。

传统药膳

◎ **生地黄煲蟹汤**

原料：生地黄30克，鲜螃蟹1只。

制法：上2物洗净，加清水适量煎至200毫升，去渣饮汤。

用法：每日1次，连服3日。

功效：清热凉血，解结散热。

适用：急性咽喉炎、咽喉肿痛日久而声嘶者。

◎ **生地黄粥**

原料：生地黄汁150毫升，陈仓米30克。

制法：先将米淘洗干净，放入锅内加适量清水，煮粥，粥成后加入生地黄汁搅匀即可食用。

用法：每日早、晚分食。

功效：调经止血，安胎。

适用：阴虚发热、消渴、吐血、衄血、血崩、月经不调、胎动不安等。

◎ **生地黄莲子汤**

原料：生地黄9克，莲心、甘草各6克。

制法：将上几味以适量水煎取汁。

用法：每日1剂，连服数剂。

功效：养阴生津，清心祛热。

适用：舌绛烦渴、津伤便秘、阴虚发热、内热消渴。

◎ **生地黄石膏粥**

原料：生地黄15克，生石膏、粳米各30克。

制法：生石膏煎煮1小时，去渣取汁，与生地黄、粳米煮粥。

用法：每日1次。

功效：清心降火。

适用：烦渴、津伤便秘、阴虚发热、骨蒸劳热、内热消渴等。

◎ **地黄蒸乌鸡**

原料：生地黄250克（切丝），饴糖150克，雌乌鸡1只。

制法：先将鸡去毛及内脏，洗净，

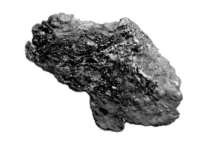

将生地丝、饴糖和匀，放入鸡腹内，缝固，置盆中放入蒸锅内，蒸熟即可。

用法：佐餐食用。

功效：补气血，益精髓。

适用：气血亏虚、骨蒸潮热、疲乏无力者。

◎ **生地黄稻草根黑豆煎**

原料：生地黄、稻草根、黑豆各30克。

制法：3味共用水煎。

用法：饮汤食黑豆，每日2次，连服5日。

功效：补肾滋阴，养阴生津，凉血止血。

适用：热入营血、温毒发斑、吐血衄血等。

◎ **生地黄精粥**

原料：生地黄、黄精（制）、粳米各30克。

制法：先将前2味水煎取汁，用药汁与粳米煮粥食。

用法：每日早、晚餐温热服。

功效：补虚养血。

适用：热入营血、津伤便秘者。

远志

【原文】味苦，温。主咳逆伤中，补不足，除邪气，利九窍，益智慧，耳目聪明，不忘，强志，倍力。久服，轻身不老。叶，名小草，一名棘菀，一名葽绕，一名细草。生川谷。

性味归经 苦、辛，温。归心、肾、肺经。

功效主治 安神益智，交通心肾，祛痰，消肿。用于心肾不交引起的失眠多梦、健忘惊悸、神志恍惚、咳痰不爽、疮疡肿毒、乳房肿痛。

用量用法 3～10克，煎服。外用：适量。化痰止咳宜炙用。

使用禁忌 阴虚火旺、脾胃虚弱者以及孕妇慎服。用量不宜过大，以免引起呕恶。

来　　源 本品为远志科植物远志或卵叶远志的干燥根。

形态特征 远志为多年生矮小草本，高约30厘米。茎丛生，纤细，近无毛。叶互生，线形或狭线形，近无柄。总状花序，花偏向一侧；花绿白色带紫色。蒴果扁，倒卵形，边缘有狭翅；种子扁平，黑色，密被白色细茸毛。

采收加工 春、秋两季采挖，除去须根及泥沙，晒干。

别　　名 棘菀、细草、小鸡腿、小鸡眼、小草根。

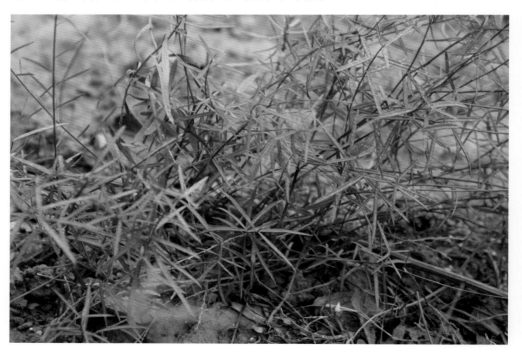

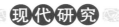

现代研究

化学成分　本品含皂苷，水解后可分得远志皂苷元A和远志皂苷元B。还含远志酮、生物碱、糖及糖苷、远志醇、细叶远志定碱、脂肪油、树脂等。

药理作用　远志有镇静、催眠及抗惊厥作用。远志皂苷有祛痰、镇咳、降压作用；煎剂对大鼠和小鼠离体的未孕及已孕子宫均有兴奋作用；乙醇浸液在体外对革兰阳性菌及志贺菌属、伤寒沙门菌、人型结核杆菌均有明显的抑制作用；其煎剂及水溶性提取物分别具有抗衰老、抗突变、抗癌等作用；远志皂苷有溶血作用。

配伍应用

心肾不交所致心神不宁、失眠、惊悸：常与茯神、龙齿、朱砂等同用，如远志丸（《张氏医通》）。

健忘：常与人参、茯苓、菖蒲同用，如开心散（《千金方》），若方中再加茯神，即不忘散（《证治准绳》）。

癫痫昏仆、痉挛抽搐：可与半夏、天麻、全蝎等配伍。

痰多黏稠、咳吐不爽或外感风寒、咳嗽痰多：常与杏仁、贝母、瓜蒌、桔梗等同用。

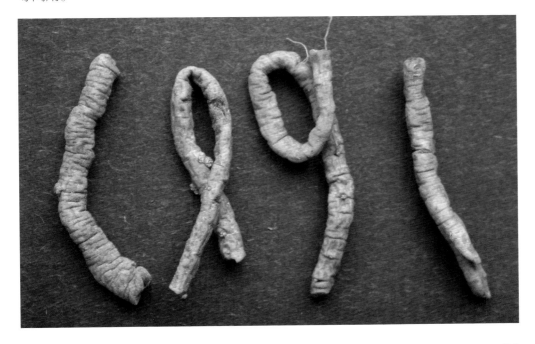

痈疽疮毒、乳房肿痛（内服、外用均有疗效）：内服可单用为末，黄酒送服；外用可隔水蒸软，加少量黄酒捣烂敷患处。

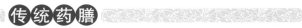

传统药膳

◎ 远志枣仁粥

原料：远志、炒酸枣仁各10克，粳米50克。

制法：如常法煮粥，粥熟时加入远志、枣仁，稍煮即可。

用法：此粥宜作夜宵服。枣仁不能久炒，否则油枯而失去镇静之效。

功效：补肝，宁心，安神。

适用：心悸、失眠。

◎ 远志莲子粥

原料：远志30克，莲子15克，粳米50克。

制法：将远志泡去心皮，与莲子均研成粉末。再煮粳米粥，候熟，入远志和莲子粉，再煮一二沸即可。

用法：随意食用。

功效：补中益气，安神益智，聪耳明目。

适用：心脾两虚型失眠、目昏。

◎ 远志牛肉汤

原料：远志9克，枸杞子20克，青菜叶、牛肉各250克，食用油、姜、葱、盐、料酒均适量。

制法：将牛肉洗净，用开水煮变色，捞出稍凉，切成长3厘米、宽2厘米的小块备用。锅内放入食用油，烧七成热时放姜葱爆香，加水适量，放入牛肉块、远志、枸杞子、盐，武火烧开，再文火炖1.5～2小时即成。

用法：佐餐食用。

功效：健脑益智，强骨壮精。

适用：精神倦怠、心悸头晕、不寐健忘、头晕、耳鸣等。

◎ 远志酒

原料：远志500克，白酒2500毫升。

制法：将远志研末，放入酒坛倒入白酒，密封坛口，每日摇晃1次，7日后即成。

用法：每日1次，每次饮服10～20毫升。

功效：安神益智，消肿止痛。

适用：健忘、惊悸、失眠。

菊花

【原文】味苦，平。主诸风，头眩，肿痛，目欲脱，泪出，皮肤死肌，恶风湿痹。久服利血气，轻身耐老，延年。一名节华。生川泽及田野。

今释

性味归经	甘、苦，微寒。归肺、肝经。
功效主治	散风清热，平肝明目，清热解毒。用于风热感冒、头痛眩晕、目赤肿痛、眼目昏花、疮痈肿毒。
用量用法	5～10克，煎服。疏散风热宜用黄菊花，平肝、清肝明目宜用白菊花。
使用禁忌	气虚胃寒、食少泄泻者慎服。
来　　源	本品为菊科植物菊的干燥头状花序。
形态特征	菊为多年生草本植物，高60～150厘米。茎直立，上部多分枝。叶互生，卵形或卵状披针形，长约5厘米，宽3～4厘米，边缘具有粗大锯齿或深裂成羽状，基部楔形，下面有白色毛茸，具叶柄。头状花序顶生或腋生，直径2.4～5厘米，雌性，白色、黄色或淡红色等；管状花两性，黄色，基部常有膜质鳞片。瘦果无冠毛。

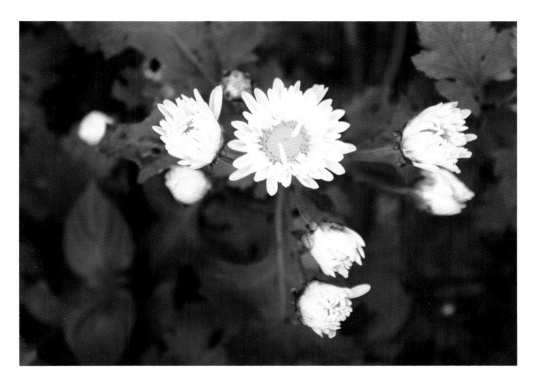

采收加工 秋末冬初花盛开时采收。各产区都有传统的加工方法。亳菊先将花枝摘下，阴干后再剪花头；滁菊剪下花头后，用硫黄熏蒸，再晒至半干；贡菊直接由新鲜花头烘干；杭菊摘取花头，上笼蒸3～5分钟后再取出晒干。

别　　名 菊华、秋菊、日精、九华、节花、金蕊、甘菊。

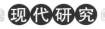

现代研究

化学成分 本品含挥发油，油中为龙脑、樟脑、菊油环酮等，此外，尚含有菊苷、腺嘌呤、胆碱、黄酮、水苏碱、维生素A、维生素E、氨基酸及刺槐素等。

药理作用 菊花水浸剂或煎剂，对金黄色葡萄球菌、多种致病性杆菌及皮肤真菌均有一定的抗菌作用。本品对流感病毒PR3和钩端螺旋体也有抑制作用。菊花制剂有扩张冠状动脉、增加冠脉血流量、提高心肌耗氧量的作用，并具有降压、缩短凝血时间、解热、抗炎、镇静作用。

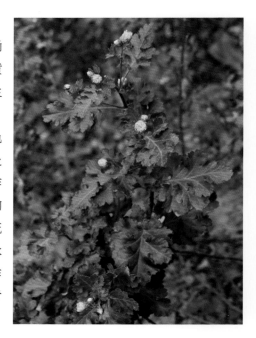

配伍应用

风热感冒，或温病初起、温邪犯肺、发热、头痛、咳嗽：常配伍连翘、薄荷、桔梗等，如桑菊饮（《温病条辨》）。

肝阳上亢、头痛眩晕：常与石决明、珍珠母、白芍等同用。

肝火上攻而致眩晕、头痛，以及肝经热盛、热极动风：可与羚羊角、钩藤、桑叶等同用，如羚角钩藤汤（《通俗伤寒论》）。

肝肾精血不足、目失所养、眼目昏花、视物不清：配伍枸杞子、熟地黄、山茱萸等，如杞菊地黄丸（《医级》）。

疮痈肿毒：常与金银花、生甘草同用，如甘菊汤（《揣摩有得集》）。

传统药膳

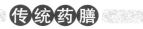

◎ 菊花枸杞猪肝粥

原料：菊花、枸杞子各15克，粳米50克，猪肝100克，水800毫升，盐、姜丝、麻油、味精各适量。

制法：水中加入粳米，大火烧开，小火慢熬至粥将成时，再将菊花、枸杞子分别洗净沥干、猪肝洗净切薄片，和姜丝一起放入锅内，继续煮至粥成，下盐、味精、淋麻油，调匀。

用法：分1～2次趁热空腹服用。

功效：明目，健脾益肾。

适用：青少年近视眼、肝肾亏虚。

◎ 菊花决明子粥

原料：白菊花瓣10克（洗净），决明子15克，粳米100克，冰糖适量。

制法：先将决明子炒至微香，与洗净的白菊花同入砂锅，加入清水适量，煎至水半量时，去渣留汁，加入淘洗干净的粳米，再加入适量清水和冰糖，用旺火烧开后转用小火熬煮成稀粥。

用法：每日早、晚餐服食。

功效：清肝明目，降火通便。

适用：目赤肿痛、视物昏花及高血压。

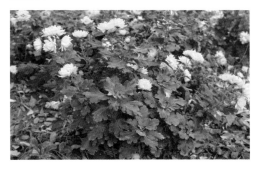

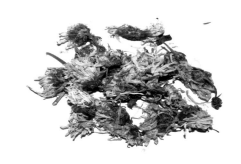

◎ 菊花龙井茶

原料：杭菊6克，龙井茶2克。

制法：将杭菊拣去杂质后与龙井茶同放入杯中，用沸水冲泡，加盖闷15分钟即可饮用。

用法：代茶，频频饮用，一般可冲泡3～5次，当日喝完。

功效：消炎止咳。

适用：急性结膜炎。

◎ 菊花茶

原料：菊花5克。

制法：开水冲泡。

用法：代茶常饮。

功效：疏散风热，清热解毒，平肝明目。

适用：咽干唇燥、目赤肿痛、视物昏花等。

◎ 菊槐二花茶

原料：菊花、槐花各10克。

制法：将上味药放入杯中，加沸水冲泡，加盖，焖10分钟即可饮用。

用法：代茶频饮。

功效：平肝降压，软化血管。

适用：各种高血压病。

甘草

【原文】 味甘，平。主五脏六腑寒热邪气，坚筋骨，长肌肉，倍力，金疮肿，解毒。久服轻身延年。生川谷。

今释

性味归经 甘，平。归心、肺、脾、胃经。

功效主治 补脾益气，清热解毒，祛痰止咳，缓急止痛，调和诸药。用于脾胃虚弱，倦怠乏力，心悸气短，咳嗽痰多，脘腹、四肢挛急疼痛，痈肿疮毒，缓解药物毒性、烈性。

用量用法 2～10克，煎服。生用性微寒，可清热解毒；蜜炙药性微温，并可增强补益心脾之气和润肺止咳作用。

使用禁忌 不宜与海藻、京大戟、红大戟、甘遂、芫花同用。

来　　源 本品为豆科植物甘草、胀果甘草或光果甘草的干燥根及根茎。

形态特征 甘草为多年生草本植物，高30～80厘米，外皮红棕色或暗棕色。根茎多横走，主根甚发达；茎直立，有白色短毛和刺毛状腺体。奇数羽状复叶互生，小叶7～17对，卵状椭圆形，全缘，两面被短毛及腺体。总状花序腋生，花密集；花萼钟状，外被短毛或刺状腺体；花冠蝶形，紫红色或蓝紫色。荚果扁平，呈镰刀形或环状弯曲，外面密被刺状腺毛；种子扁卵圆形，褐色。

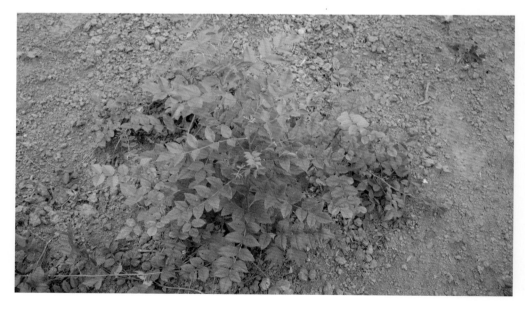

采收加工　春、秋两季采挖，除去须根，晒干。

别　　名　密草、国老、棒草、甜草根、粉甘草、红甘草、甜根子。

现代研究

化学成分　本品含三萜类（三萜皂苷甘草酸的钾、钙盐为甘草酸，是甘草的甜味
成分）、黄酮类、生物碱、多糖等成分。

药理作用　甘草有抗心律失常作用；有抗溃疡、抑制胃酸分泌、缓解胃肠平滑肌
痉挛及镇痛作用，并与芍药的有效成分芍药苷有协同作用；能促进胰
液分泌；有明显的镇咳作用，祛痰作用也较显著，还有一定的平喘作
用；有抗菌、抗病毒、抗炎、抗过敏作用；能保护发炎的咽喉和气管
黏膜；对某些毒物有类似葡萄糖醛酸的解毒作用；有类似肾上腺皮质
激素样作用；还有抗利尿、降脂、保肝等作用。

配伍应用

伤寒耗伤心气所致心悸、脉结代（属气血两虚）：宜与人参、阿胶、生地黄
等同用，如炙甘草汤（《伤寒论》）。

脘腹、四肢挛急疼痛：与白芍同用，即芍药甘草汤（《伤寒论》）。

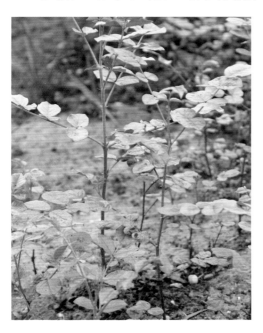
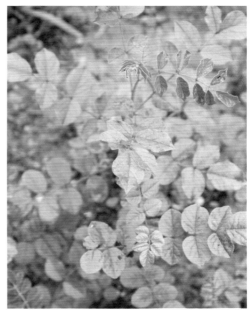

热毒疮疡：可单用，煎汤浸渍；或熬膏内服。更常与紫花地丁、连翘等配伍。

热毒咽喉肿痛：宜与板蓝根、桔梗、牛蒡子等配伍。

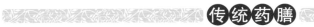

传统药膳

◎ **甘麦大枣粥**

原料：甘草15克，小麦100克，大枣30枚。

制法：将甘草用布包裹；小麦稍捣一下；上3味入砂锅中，加水适量，共煮成粥，兑红糖适量即可。

用法：顿食，每日1次，连服5～7剂。

功效：健脾，养心安神。

适用：精神不振或情志恍惚、情绪易于波动、心中烦乱、睡眠不安等。

◎ **甘麦大枣汤**

原料：甘草9克，小麦30克，大枣10枚。

制法：将以上3味水煮去渣。

用法：经常服用，代茶饮。

功效：健脾益气，养血补心，除热止渴。

适用：情志恍惚、心中烦乱、睡眠不安等。

◎ **甘草瓜蒌酒**

原料：甘草2克，瓜蒌1枚，腻粉少许，黄酒200毫升。

制法：将瓜蒌、甘草等研为粗末，倒入瓷碗中，加黄酒与水一小杯，并下腻粉，置炉火上煎开三五沸后，去渣取汁备用。

用法：每日1剂，睡前外涂患处。

功效：清热解毒，化痰祛瘀，消肿止痛。

适用：热毒侵袭、血瘀痰阻所致痈疽疔疮、红肿热痛、多日不消者。

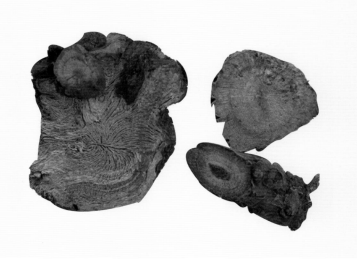

【原文】味甘，微寒。主补五脏，安精神、定魂魄、止惊悸，除邪气，明目，开心益智。久服，轻身延年。一名人衔，一名鬼盖。生山谷。

今释

性味归经　甘、微苦，微温。归脾、肺、心、肾经。

功效主治　大补元气，复脉固脱，补脾益肺，生津养血，安神益智。用于体虚欲脱、肢冷脉微、脾虚食少、肺虚喘咳、津伤口渴、内热消渴、气血亏虚、久病虚赢、惊悸失眠、阳痿宫冷。

用量用法　3～9克，另煎兑服；也可研粉吞服，每次2克，每日2次。

使用禁忌　不宜与藜芦、五灵脂同用。

来　　源　本品为五加科植物人参的干燥根及根茎。

形态特征　人参为多年生草本植物。根状茎短，上有茎痕和芽苞；茎单生，直立，高40～60厘米。叶为掌状复叶2～6，轮生于茎顶，小叶3～5，中部的一片最大，卵形或椭圆形，基部楔形，先端渐尖，边缘有细尖锯齿，上面沿中脉疏被刚毛。伞形花序顶生，花小，花萼钟形；花瓣淡黄绿色。浆果状核果扁球形或肾形，成熟时鲜红色，扁圆形，黄白色。

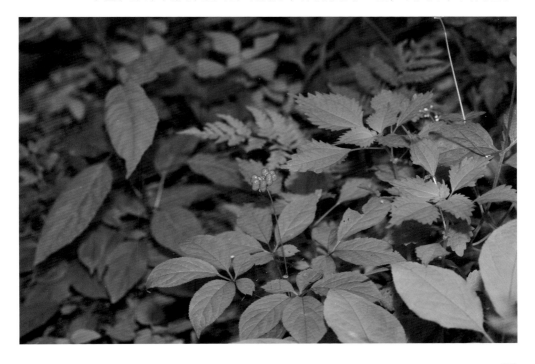

采收加工 多于秋季采挖，洗净晒干或烘干。栽培的又称"园参"；播种在山林野生状态下自然生长的又称"林下参"，习称"籽海"。

别　　名 地精、山参、园参。

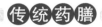

现代研究

化学成分 本品含多种人参皂苷、挥发油、氨基酸、微量元素及有机酸、糖类、维生素等成分。

药理作用 人参具有抗休克作用，人参注射液对失血性休克和急性中毒性休克比其他原因引起的休克，效果尤为显著；可使心搏振幅及心率显著增加，在心功能衰竭时，强心作用更为显著；能兴奋垂体－肾上腺皮质系统，提高应激反应能力；对高级神经活动的兴奋和抑制过程均有增强作用；能增强神经活动过程的灵活性，提高脑力劳动功能；有抗疲劳，促进蛋白质、RNA、DNA的合成，促进造血系统功能，调节胆固醇代谢等作用；能增强机体免疫功能；能增强性腺机能，有促性腺激素样作用；能降低血糖。此外，还有抗炎、抗过敏、抗利尿及抗肿瘤等多种作用。人参的药理活性常因机体功能状态不同而呈双向作用。

配伍应用

大汗、大泻、大失血、久病所致元气虚弱、脉微欲绝：单用有效，如独参汤（《景岳全书》）。

传统药膳

◎ **人参粥**

原料：人参末3克，粳米100克，冰糖适量。

制法：将人参末与淘洗干净的粳米同入锅中，加水适量，用大火烧开后改用小火慢煮至粥成，加入冰糖调味即可。

用法：秋、冬季当早餐食用。

功效：益元气，补五脏，抗衰老。

适用：元气不足引起的老年体弱、五脏虚衰、久病羸瘦、劳伤亏损、食欲不振、慢性腹泻、发慌气短、失眠健忘、性功能减退等。

◎ **人参黄芪粥**

原料：人参5克，黄芪20克，白术10克，粳米50克，白糖少许。

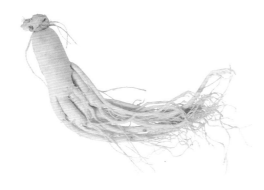

制法：将人参、黄芪、白术切成片，放入砂锅内，用清水浸泡40分钟后上火煮开，改用小火煎成液，取汁。另将粳米煮成粥后，兑入液汁，加入白糖即可食用。

用法：每日晨起空腹当早餐食用，连服2～3周。

功效：益气健脾，补肺开音。

适用：五脏虚衰、久病羸瘦、慢性腹泻、发慌气短、失眠健忘等。

◎ **人参麻雀粥**

原料：人参3克，麻雀5只，小米50克，盐、黄酒、葱各适量。

制法：将人参切碎，隔水炖，取浓汁。将麻雀去毛及内脏，洗净细切，下锅煸炒，然后加入黄酒，稍煮；加水，加入淘洗干净的小米，先用大火烧开，再改用小火熬煮，待粥熟时兑入人参浓汁，搅匀，加料酒。

用法：每日早餐食用。

功效：益气壮阳，强筋壮骨。

适用：阳虚、神疲乏力。

◎ **人参猪肾粥**

原料：人参1克，猪肾1对，粳米100克，葱白7根。

制法：将猪肾剖为2片，剔去白筋膜，细切；葱洗净，切去根，细切；人参去芦，研末；粳米洗净。锅内加水适量，下防风熬水约20分钟，去滓留汁，下米煮粥，用大火烧沸，改用小火慢熬，待粥将熟时向锅内加入肾末，不要搅动，等粥汁稠黏时，再放入人参末及葱花，拌匀，稍煮片刻即成。

用法：每食适量。

功效：大补五脏，聪耳明目。

适用：五脏虚弱、气血不足、咳嗽气喘等。

◎ **人参枸杞汤**

原料：人参3～5克，枸杞子5克，蜂蜜适量。

制法：将上味药水煎煮，服用时加蜂蜜适量即可。

用法：随意饮用。

功效：养肝益气。

适用：慢性肝炎患者。

◎ **人参银耳鸽蛋汤**

原料：人参粉2～4克，鸽蛋、水发冬菇各15克，银耳20克，猪瘦肉30克，鸡汤、盐、鸡油各适量。

制法：将银耳拣净杂质，用热水泡发至松软，鸽蛋打入瓷盘内（勿搅），盘边排好猪肉片、冬菇片，入笼蒸熟，倒入大汤碗内。锅内倒入鸡汤，加盐、银耳烧开，打净浮沫，银耳熟后加入鸡油和人参粉，再烧开，盛入大汤碗内即成。

用法：佐餐食用。

功效：补气血，益阴阳。

适用：病后体虚之人。

◎ **人参菠菜汤**

原料：人参5克，猪肉馅、面粉各250克，菠菜500克，生姜、葱、酱油、香油、盐各适量。

制法：将菠菜剁成菜泥，用纱布包好挤出菜汁待用；人参研细末，与葱、酱油、香油、盐、肉馅拌匀；用面粉、菠菜汁和肉按常规做成饺子即可。

用法：喝汤吃水饺，每日晚餐食用。

功效：益气补血，养心安神。

适用：病后体虚之人。

◎ **独参汤**

原料：人参适量。

制法：将人参表面洗净，用湿纱布包裹好放入锅中蒸软，趁热切成薄片，晾干。

用法：服用时每日取3～6克入盖杯中，加热水浸泡30分钟后即饮。每剂可重复冲服3～4次，每晚临睡前将参片嚼烂冲服即可。

功效：大补元气，复脉固脱。

适用：气虚欲脱、肺气虚弱、脾气不足、热病气津两伤、气血亏虚等。

◎ **参归炖腰子**

原料：人参25克，当归20克，猪腰

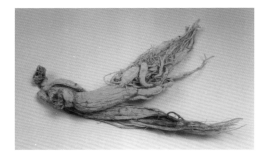

子2个，生姜、葱、盐、味精各适量。

制法：将人参洗净，切片；当归洗净，切成1厘米小节；猪腰洗净切小颗粒，放入砂锅内，再加入生姜、葱、盐以及适量水。将砂锅置大火上烧沸，移小火上炖1小时即成。食用时，可加味精少许。

用法：去药渣，吃腰子。

功效：补益心肾。

适用：心肾虚损引起的自汗、心悸、腰膝酸软。

◎ **人参胡桃饮**

原料：人参3克，核桃仁3个。

制法：人参、核桃仁同时入锅，加水，以小火煎煮1小时即可。

用法：饮汤并将人参、胡桃肉嚼食。

功效：补益肺肾，生津润肺。

适用：肺肾气虚导致的咳喘。

◎ **参苓粥**

原料：人参5克，茯苓15克，粳米100克。

制法：人参、茯苓为末；大米淘净入锅，加水煮粥，粥成加入人参、茯苓末。

用法：食粥，每日1次。

功效：益气健脾，利水降脂。

◎ **人参蒸鸡蛋**

原料：人参3克，鸡蛋1个。

制法：将人参碾末，与鸡蛋调匀，上笼蒸熟即可。

用法：每日1次，连用15日。

功效：养阴养血，补气和中。

适用：年老体弱、形气不足、气血两亏。

石斛

【原文】味甘，平。主伤中，除痹，下气，补五脏虚劳羸瘦，强阴。久服厚肠胃，轻身延年。一名林兰。生山谷。

今释

性味归经 甘，微寒。归胃、肾经。

功效主治 益胃生津，滋阴清热。用于热病津伤、口干烦渴、胃阴不足、食少干呕、病后虚热不退、阴虚火旺、骨蒸劳热、目暗不明、筋骨痿软。

用量用法 6～12克，煎服；鲜品15～30克。

使用禁忌 热病早期阴未伤者、湿温病未化燥者、脾胃虚寒者（即胃酸分泌过少者），均禁服。

来　　源 本品为兰科植物金钗石斛、鼓槌石斛或流苏石斛的栽培品及同属植物近似种的新鲜或干燥茎。

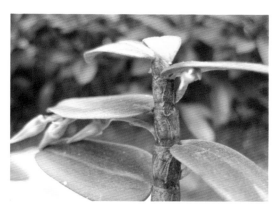

形态特征 金钗石斛为多年生附生草本。茎丛生，直立，上部多回折状，稍扁，基部收窄而圆，具槽纹，多节。叶近革质，矩圆形，先端偏斜状凹缺，叶鞘抱茎。总状花序生于上部节上，基部被鞘状总苞片2，有花1～4，具卵状苞片；花大，下垂，白色，先端带淡紫色或淡红色，唇瓣卵圆形，边缘微波状，基部有1深紫色斑块，两侧有紫色条纹。

采收加工 全年均可采收，鲜用者除去根及泥沙；干用者采收后，除去杂质，用开水略烫或烘软，再边搓边烘晒，至叶鞘搓净，干燥。

别　　名 石兰、吊兰花、金钗石斛。

现代研究

化学成分 本品含石斛碱、石斛胺、石斛次胺、石斛星碱、石斛因碱等生物碱，及黏液质、淀粉等。

药理作用 石斛能促进胃液的分泌而助消化，使其蠕动亢进而通便；但若用量增大，反使肠肌麻痹。有一定镇痛解热作用，其作用与非那西汀相似而较弱；可提高小鼠巨噬细胞吞噬作用，用氢化可的松抑制小鼠的免疫功能之后，石斛多糖能恢复小鼠免疫功能；石斛水煎对晶状体中的异化变化有阻止及纠正作用；对半乳糖性白内障不仅有延缓作用，而且有一定的治疗作用。

配伍应用

热病伤津、烦渴、舌干苔黑：常与天花粉、鲜生地黄、麦冬等同用。

胃热阴虚所致胃脘疼痛、牙龈肿痛、口舌生疮：可与生地黄、麦冬、黄芩等同用。

肾阴亏虚、目暗不明：常与枸杞子、熟地黄、菟丝子等同用，如石斛夜光丸（《原机启微》）。

肾阴亏虚、筋骨痿软：常与熟地黄、山茱萸、杜仲、牛膝等同用。

肾虚火旺、骨蒸劳热：宜与生地黄、枸杞子、黄柏、胡黄连等同用。

传统药膳

◎ **石斛粥**

原料：鲜石斛30克，粳米50克，冰糖适量。

制法：将石斛加水，久煎取汁约100毫升，去渣取药液。将药液与粳米、冰糖一同放入砂锅中，再加水400毫升左右，煮至米开粥稠停火。

用法：每日2次，稍温顿服。

功效：养胃生津，滋阴清热。

适用：脾胃虚弱者。

◎ **石斛茶**

原料：石斛15克，麦冬10克，绿茶叶5克。

制法：将石斛、麦冬和绿茶一并放入茶杯内，开水泡茶。

用法：代茶频饮。

功效：养阴清热，生津利咽。

适用：阴虚胃热、咽干口渴。

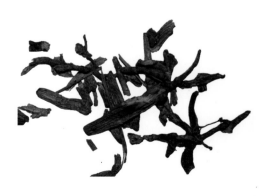

龙胆

【原文】味苦，寒。主骨间寒热，惊痫邪气，续绝伤，定五脏，杀蛊毒。久服，益智不忘。轻身耐老，一名陵游。生川谷。

今释

性味归经　苦，寒。归肝、胆经。

功效主治　清热燥湿，泻肝胆火。用于湿热黄疸、阴肿阴痒、带下、湿疹瘙痒、肝火目赤、耳鸣耳聋、胁痛口苦、强中、惊风抽搐。

用量用法　3～6克，煎服。

使用禁忌　脾胃虚寒者不宜用，阴虚津伤者慎用。

来　　源　本品为龙胆科植物条叶龙胆、龙胆、三花龙胆或坚龙胆的干燥根及根茎。前三种习称"龙胆"，后一种习称"坚龙胆"。

形态特征　龙胆为多年生草本，全株绿色稍带紫色。茎直立，单一粗糙。叶对生，基部叶甚小，鳞片状，中部及上部的叶卵形或卵状披针形，叶缘及叶背主脉粗糙，基部抱茎，主脉3。无柄的花多数簇生于茎顶及上部叶腋；萼钟形，花冠深蓝色至蓝色，花丝基部有宽翅。蒴果长圆形，种子边缘有翅。

采收加工　春、秋两季采挖，洗净，干燥。

别　　名　陵游。

现代研究

化学成分　本品含龙胆苦苷、獐牙菜苦苷、三叶苷、苦龙苷、苦樟苷、龙胆黄碱、龙胆碱、秦艽乙素、秦艽丙素、龙胆三糖、β-谷甾醇等。

药理作用　龙胆水浸剂对石膏样毛癣菌、星形奴卡氏菌等皮肤真菌有不同程度的抑制作用，对钩端螺旋体、铜绿假胞菌、变形杆菌、伤寒沙门菌也有抑制作用；所含龙胆苦

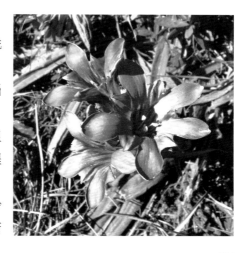

苷有抗炎、保肝及抗疟原虫作用；龙胆碱有镇静、肌松作用，大剂量龙胆碱有降压作用，并能抑制心脏、减缓心率；龙胆有抑制抗体生成及健胃作用。

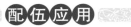

配伍应用

湿热黄疸：可配苦参用，如苦参丸（《杂病源流犀烛》）；或配栀子、大黄、白茅根等用，如龙胆散（《圣惠方》）。

湿热下注、阴肿阴痒、湿疹瘙痒、带下黄臭：常配泽泻、木通、车前子等用，如龙胆泻肝汤（《兰室秘藏》）。

肝火头痛、目赤耳聋、胁痛口苦：配柴胡、黄芩、栀子等用，如龙胆泻肝汤（《兰室秘藏》）。

肝经热盛、热极生风所致高热惊风抽搐：常配牛黄、青黛、黄连等用，如凉惊丸（《小儿药证直诀》）；或配黄柏、大黄、芦荟等用，如当归芦荟丸（《宣明论方》）。

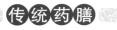

传统药膳

◎ **龙胆草粥**

原料：龙胆草10克，淡竹叶20克，粳米100克。

制法：先用水煎龙胆草、淡竹叶，取汁，加入白米煮成粥。

用法：代早餐食用。

功效：泻肝降火，清心除烦。

适用：失眠兼急躁易怒、目赤口苦、小便黄、大便秘结，症属肝郁化火者。

◎ **芦荟龙胆茶**

原料：龙胆草、芦荟、川芎各1.8克，半夏、麦冬各3克。

制法：将上药混匀，捣碎成粗末。

用法：水煎代茶。

功效：清热平肝，滋阴活血。

适用：早期高血压。

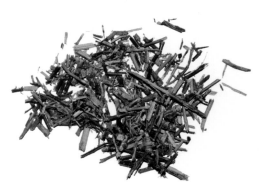

牛膝

【原文】 味苦、酸，平。主寒湿痿痹，四肢拘挛，膝痛不可屈，逐血气，伤热火烂，堕胎。久服轻身耐老。一名百倍。生川谷。

今释

性味归经 苦、甘、酸，平。归肝、肾经。

功效主治 逐瘀通经，补肝肾，强筋骨，利尿通淋，引血下行。用于经闭、痛经、腰膝酸痛、筋骨无力、淋证、水肿、头痛、眩晕、牙痛、口疮、吐血、衄血。

用量用法 5～12克，煎服。活血通经、利水通淋、引火（血）下行宜生用；补肝肾、强筋骨宜酒炙用。

使用禁忌 孕妇慎用。

来　　源 本品为苋科植物牛膝的干燥根。

形态特征 牛膝为多年生草本，主根长圆柱形。茎被粗毛，方形，有棱角，节处稍膨大如牛的膝盖，节上有对生的分枝。叶为对生，叶片椭圆形或椭圆状披针形，下面浮毛较上面密，全缘。花瓣白色，由多数复聚伞花序集成花球团，先端成刺或钩，聚伞状花序能育花居中，不育花居两侧，花的花被片变成钩状芒刺。胞果呈椭圆状倒卵形，暗灰色。

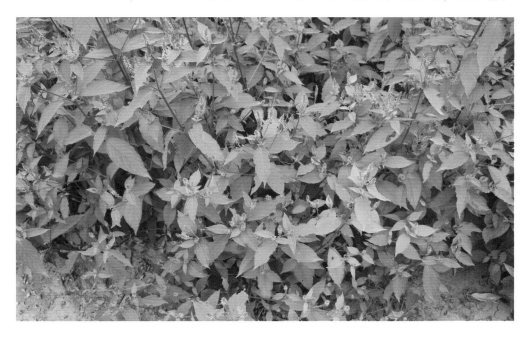

采收加工　冬季茎叶枯萎时采挖，除去须根和泥沙，摁成小把，晒成干皱后，将
　　　　　顶端切齐，晒干。

别　　名　牛茎、百倍、怀牛膝、土牛膝。

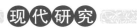

现代研究

化学成分　牛膝含三萜皂苷（经水解后成为齐墩果酸和糖）、蜕皮甾酮、牛膝甾
　　　　　酮、紫茎牛膝甾酮等甾体类成分和多糖类成分。此外，牛膝还含精氨
　　　　　酸等12种氨基酸以及生物碱类、香豆素类等化合物和铁、铜等微量
　　　　　元素。

药理作用　牛膝总皂苷对子宫平滑肌有明显的兴奋作用；怀牛膝苯提取物有明显
　　　　　的抗生育、抗着床及抗早孕的作用，抗生育的有效成分为脱皮甾醇。
　　　　　牛膝醇提取物对实验小动物心脏有抑制作用，煎剂对麻醉犬心肌亦有
　　　　　抑制作用。煎剂和醇提液有短暂的降压和轻度利尿作用，并伴有呼吸
　　　　　兴奋作用。怀牛膝能降低大鼠全血黏度、血细胞比容、红细胞聚集指
　　　　　数，并有抗凝作用。蜕皮甾酮有降脂作用，并能明显降低血糖。牛膝
　　　　　具有抗炎、镇痛作用，能提高机体免疫功能。煎剂对小鼠离体肠管呈
　　　　　抑制作用，对豚鼠肠管有加强收缩作用。

配伍应用

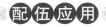

瘀阻经闭、痛经、月经不调、产后腹痛：
常配当归、桃仁、红花，如血府逐瘀汤（《医
林改错》）。

胞衣不下：可与当归、瞿麦、冬葵子等同
用，如牛膝汤（《备急千金要方》）。

跌打损伤、腰膝瘀痛：与续断、当归、
乳香、没药等同用，如舒筋活血汤（《伤科
补要》）。

腰膝酸痛、下肢痿软：可配伍杜仲、续断、
补骨脂等同用，如续断丸（《扶寿精方》）。

痹痛日久、腰膝酸痛：常配伍独活、桑寄
生等，如独活寄生汤（《千金方》）。

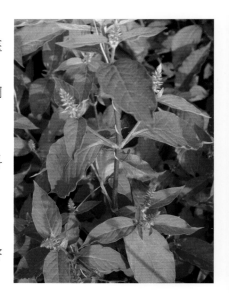

湿热成痿、足膝痿软：与苍术、黄柏同用，如三妙丸（《医学正传》）。

热淋、血淋、沙淋：常配冬葵子、瞿麦、车前子、滑石用，如牛膝汤（《千金方》）。

水肿、小便不利：常配生地黄、泽泻、车前子，如加味肾气丸（《济生方》）。

肝阳上亢所致头痛眩晕：可与代赭石、生牡蛎、生龟甲等配伍，如镇肝息风汤（《医学衷中参西录》）。

胃火上炎所致齿龈肿痛、口舌生疮：可配生地黄、石膏、知母等同用，如玉女煎（《景岳全书》）。

传统药膳

◎ **牛膝炖猪蹄**

原料：牛膝15克，猪蹄2只，黄酒80毫升。

制法：猪蹄刮净去毛，剖开两边后切成数小块，与牛膝一起放入大炖盅内，加水500毫升，隔水炖至猪蹄熟烂，去牛膝。

用法：食猪蹄肉，喝汤。

功效：活血通经及美肤。

适用：妇女气滞血瘀型闭经。

◎ **牛膝大豆酒**

原料：牛膝、生地黄、大豆各500克。

制法：上味拌匀，同蒸，熟后倾出，绢囊贮，以酒15000毫升浸泡1夜。

用法：每服30～50毫升，空腹早、中、晚分服。

功效：祛风除湿。

适用：久患风湿痹、筋挛膝痛，兼理胃气结聚、止毒热。

◎ **牛膝石斛饮**

原料：怀牛膝、石斛各15克，枸杞子10克。

制法：怀牛膝、石斛去浮灰后放入锅内，加入枸杞子、清水各适量，煎煮沸后用小火煮15分钟，去渣取汁，加白糖调味。

用法：频饮，可常服。

功效：清热生津，养胃。

适用：咽干口燥、脾胃虚弱者。

◎ **牛膝酒**

原料：牛膝150克，酒1500毫升。

制法：以酒浸泡3日即成。

用法：每于食前，温饮10毫升。

功效：涩肠止痢。

适用：肠蛊痢，先下白后下赤，或先下赤后下白。

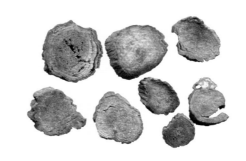

卷柏

【原文】味辛，温。主五脏邪气，女子阴中寒热痛，癥瘕，血闭绝子。久服轻身，和颜色。一名万岁。生山谷。

今 释

性味归经 辛，平。归肝、心经。

功效主治 活血通经。用于经闭痛经、癥瘕痞块、跌仆损伤。卷柏炭化瘀止血，用于吐血、崩漏、便血、脱肛。

用量用法 5～10克，煎服。

使用禁忌 孕妇慎用。

来　　源 本品为卷柏科植物卷柏或垫状卷柏的干燥全草。

形态特征 卷皙为多年生草本，高5～18厘米。主茎直立，常单一，茎部着生多数须根；各枝丛生，多数分枝，枝上再2～3回羽状分枝。叶鳞状，有中叶与侧叶之分，密集覆瓦状排列，中叶两行较侧叶略窄小，表面绿色，叶边具无色膜质缘，先端渐尖成无色长芒。孢子囊单生于孢子叶的叶腋，雌雄同株，排列不规则，大孢子囊黄色，内有4个黄色大孢子，小孢子囊橘黄色，内含多个橘黄色小孢子。

采收加工 全年均可采收，除去须根及泥沙，晒干。

别　　名 一把抓、老虎爪、长生草、万年松、九死还魂草。

现代研究

化学成分 全草含苏铁双黄酮、穗花杉双黄酮、扁柏双黄酮、异柳杉双黄酮、柳杉双黄酮B、芹菜素、海藻糖等。

药理作用 卷柏煎剂在体外对金黄色葡萄球菌有抑制作用；对离体兔小肠收缩有明显的抑制作用，使张力明显降低；卷柏水或乙醇提取物对小鼠肉瘤及艾氏腹水癌有抑制作用，并能延长移植肿瘤动物的寿命。

配伍应用

咳血、崩漏、内痔便血：单用或与地榆配伍使用。

烫伤：卷柏适量。研末，茶油调涂。

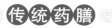

传统药膳

◎ **卷柏芹菜鸡蛋汤**

原料：鲜卷柏、鲜芹菜各30克，鸡蛋2个。

制法：鸡蛋煮熟、去壳置瓦锅，放入芹菜、卷柏，加清水浸没药渣，煮熟后去药渣。

用法：吃蛋饮汤，每日1剂，连服2～3剂。

功效：调经止血。

适用：月经过多、功能失调性子宫出血。

◎ **卷柏猪蹄汤**

原料：生卷柏5克，猪蹄250克，调味品适量。

制法：将卷柏洗净，用纱布包裹；猪蹄洗净，掰成块，与卷柏一同放入锅中，加水炖煮至熟烂，去掉卷柏包，根据个人口味加入调味品适量即可。

用法：每日1次，连食8～10日。

功效：补筋骨，祛风湿，活血化瘀。

适用：产后骨节酸痛。

◎ **卷柏炖肉**

原料：卷柏（炒焦）30克，猪瘦肉60克。

制法：将猪肉切小块，与卷柏加水共炖，至肉熟烂即可。

用法：服汤食肉。

功效：止血，补虚。

适用：吐血、便血、尿血。

◎ **卷柏饮**

原料：卷柏全草适量。

制法：卷柏全草洗净晒干，每次15克，加开水浸泡。

用法：代茶饮。

功效：活血化瘀。

适用：血瘀型产后恶露不下。

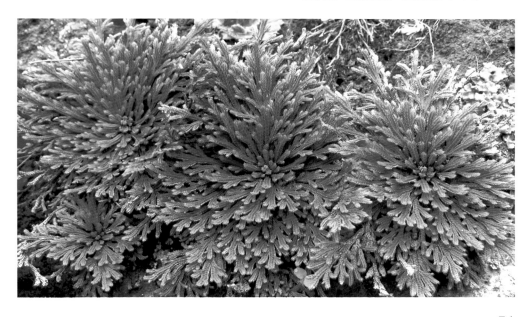

杜仲

【原文】味辛，平。主腰脊痛；补中益精气，坚筋骨，强志，除阴下痒湿，小便余沥。久服轻身，耐老。一名思仙。生山谷。

今释

性味归经　甘，温。归肝、肾经。

功效主治　补肝肾，强筋骨，安胎。用于肝肾不足、腰膝酸痛、筋骨无力、头晕目眩、妊娠漏血、胎动不安。

用量用法　6~10克，煎服。

使用禁忌　阴虚火旺者慎服。

来　　源　本品为杜仲科植物杜仲的干燥树皮。

形态特征　杜仲为落叶乔木，高约20米。树皮和叶折断后均有银白色细丝。叶椭圆形或椭圆状卵形，先端长渐尖，基部圆形或宽楔形，边缘有锯齿。花单性，雌雄异株，无花被，先叶或与叶同时开放，单生于小枝基部。翅果长椭圆形而扁，长约3.5厘米，先端凹陷；种子1枚。

采收加工　4-6月剥取，刮去粗皮，堆置"发汗"，至内皮呈紫褐色，晒干。

别　　名　思仙、木绵、思仲、丝连皮、玉丝皮、扯丝片、丝楝树皮。

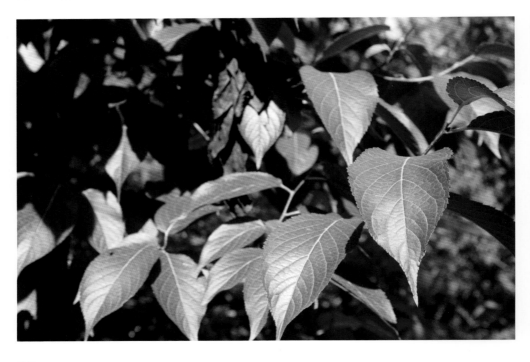

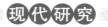

现代研究

化学成分 本品含杜仲胶、杜仲苷、松脂醇二葡萄糖苷、桃叶珊瑚苷、鞣质、黄酮类化合物等。

药理作用 杜仲皮煎剂可显著减少小鼠活动次数。杜仲煎剂能延长戊巴比妥钠的睡眠时间，并能使实验动物反应迟钝、嗜睡等。杜仲皮能抑制DNCB所致的小鼠迟发型超敏反应；能对抗氢化可的松的免疫抑制作用，具有调节细胞免疫平衡的功能，且能增强荷瘤小鼠肝糖原含量增加的作用，并能使血糖增高。生杜仲、炒杜仲和沙烫杜仲的水煎剂对家兔和狗都有明显的降压作用，但生杜仲降压作用较弱，炒杜仲和沙烫杜仲的作用几乎完全相同，其降压的绝对值相当于生杜仲的两倍，均能对抗垂体后叶素对离体子宫的作用，显著抑制大白鼠离体子宫自主收缩的作用。

配伍应用

肾虚腰痛及各种腰痛：常与核桃仁、补骨脂同用，如青娥丸（《和剂局方》）。

风湿腰痛冷重：与独活、桑寄生、细辛等同用，如独活寄生汤（《千金方》）。

外伤腰痛：与川芎、桂心、丹参等同用，如杜仲散（《圣惠方》）。

妇女经期腰痛：与当归、川芎、芍药等同用。

肾虚阳痿、精冷不固、小便频数：与鹿茸、山茱萸、菟丝子等同用，如十补丸（《鲍氏验方》）。

胎动不安：单用有效，亦可与桑寄生、续断、阿胶、菟丝子等同用，如杜仲丸（《圣济总录》）。

胎动不安：单用本品为末，枣肉为丸。

习惯性堕胎：以本品与续断、山药同用（《简便单方》）。

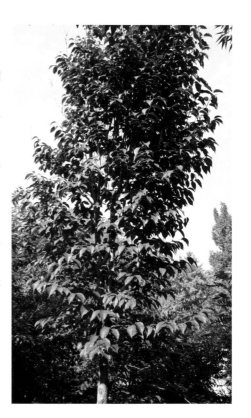

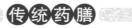

传统药膳

◎ **杜仲鹌鹑汤**

原料：杜仲、山药各30克，枸杞子15克，生姜5克，鹌鹑3只，大枣10枚，盐适量。

制法：鹌鹑去毛、内脏，与杜仲、山药、枸杞子、大枣同煮2～3小时，加盐调味即可。

用法：每日分2次服食。

功效：补益肝肾，强壮筋骨。

适用：肝肾不足所致腰膝软弱无力。

◎ **杜仲荷叶煨猪肾**

原料：杜仲末10克，猪腰子1个，荷叶1张。

制法：猪腰子切片，以椒盐淹去腥水，入杜仲末10克，荷叶包之，煨熟为度。

用法：适量食之，酒下。

功效：补水脏。

适用：肾虚腰痛。

◎ **杜仲炒腰花**

原料：杜仲20克，猪腰子2个，味精、盐、植物油、淀粉、料酒、酱油、姜、葱各适量。

制法：将杜仲剪碎，入锅，加清水熬成浓汁约50毫升，加少量淀粉、料酒、酱油、盐、味精，拌和均匀，备用。猪腰去臊筋膜，切成腰花片；将葱、姜分别切成葱段、姜丝。油锅烧热，先入葱、姜煸炒出香，入腰花片急火熘炒，再将杜仲药汁混合物倒入，拌匀勾芡即可。

用法：佐餐或当菜，随意服食。

功效：补肾强精。

适用：肾虚不固型遗精。

◎ **杜仲寄生茶**

原料：杜仲、桑寄生各等份。

制法：上味药共研为粗末。

用法：每次10克，沸水浸泡代茶饮。

功效：补肝肾，降血压。

适用：高血压而有肝肾虚弱、耳鸣眩晕、腰膝酸软者。

◎ **杜仲酒**

原料：杜仲、丹参各400克，川芎250克。

制法：上药研细末，用酒7500毫升，浸泡5日。

用法：不拘多少温饮。

功效：补肝肾。

适用：腰痛。

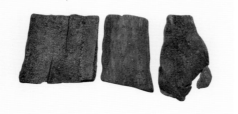

细辛

【原文】味辛，温。主欬逆，头痛脑动，百节拘挛，风湿痹痛死肌。久服明目，利九窍，轻身长年。一名小辛。生川谷。

今释

性味归经　辛，温。归心、肺、肾经。

功效主治　祛风散寒，祛风止痛，通窍，温肺化饮。用于风寒感冒、头痛、牙痛、鼻塞流涕、鼻衄、鼻渊、风湿痹痛、痰饮喘咳。

用量用法　1～3克，煎服；散剂每次服0.5～1克。外用：适量。

使用禁忌　不宜与藜芦同用。

来　　源　本品为马兜铃科植物北细辛、汉城细辛或华细辛的根及根茎。前二种习称"辽细辛"。

形态特征　北细辛为多年生草本，高10～25厘米。根茎横走，生有多数细长的根。基生叶1～3，呈心形至肾状心形，全缘，两面疏生短柔毛或近无毛。花单生于叶腋，接近地面，花被钟形或壶形，污紫色，顶端裂片由基部向下反卷，先端急尖。蒴果肉质，半球形。

采收加工　夏季果熟期或初秋采挖，除净地上部分和泥沙，阴干。

别　　名　小辛、细草、少辛、独叶草、金盆草、山人参。

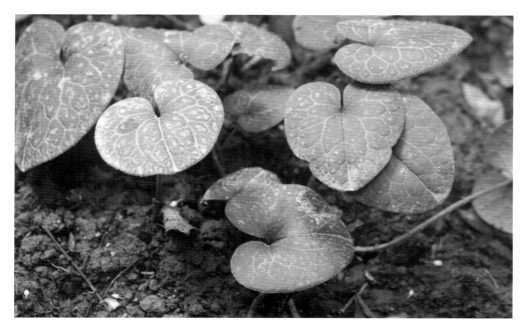

化学成分 本品含挥发油，其主要成分为甲基丁香油酚、细辛醚、黄樟醚等多种成分。另含N–异丁基十二碳四烯胺、消旋去甲乌药碱、谷甾醇、豆甾醇等。

药理作用 细辛挥发油、水及醇提取物分别具有解热、抗炎、镇静、抗惊厥及局麻作用；大剂量挥发油可使中枢神经系统先兴奋后抑制，显示一定毒副作用。体外试验显示细辛对溶血性链球菌、志贺菌属及黄曲霉素的产生，均有抑制作用。华细辛醇浸剂可对抗吗啡所致的呼吸抑制。所含消旋去甲乌药碱有强心、扩张血管、松弛平滑肌、增强脂代谢及升高血糖等作用。所含黄樟醚毒性较强，系致癌物质，高温易破坏。

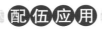

外感风寒、头身疼痛较甚：常与羌活、防风、白芷等同用，如九味羌活汤（《此事难知》）。

风寒感冒而见鼻塞流涕：常配伍白芷、苍耳子等用。

阳虚外感，及恶寒发热、无汗、脉反沉：配麻黄、附子，如麻黄附子细辛汤（《伤寒论》）。

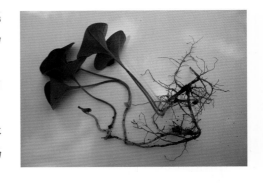

少阴头痛、足寒气逆、脉象沉细：常配伍独活、川芎等，如独活细辛汤（《症因脉治》）。

外感风邪、偏正头痛：常与川芎、白芷、羌活同用，如川芎茶调散（《太平惠民和剂局方》）。

风冷头痛：配伍川芎、麻黄、附子，如细辛散（《普济方》）。

风冷牙痛：可单用或与白芷、荜茇煎汤含漱。

胃火牙痛：配伍生石膏、黄连、升麻等。

龋齿牙痛：可配蜂房煎汤含漱。

风寒湿痹、腰膝冷痛：常配伍独活、桑寄生、防风等，如独活寄生汤（《备急千金要方》）。

鼻渊等鼻科疾病导致的鼻塞、流涕、头痛：宜与白芷、苍耳子、辛夷等配伍。

外感风寒、水饮内停所致恶寒发热、无汗、喘咳、痰多清稀：常与麻黄、桂枝、干姜等同用，如小青龙汤（《伤寒论》）。

纯系寒痰停饮射肺、咳嗽胸满、气逆喘急：可配伍茯苓、干姜、五味子等药，如苓甘五味姜辛汤（《金匮要略》）。

传统药膳

◎ 细辛粥

原料：细辛3克，粳米100克。

制法：将细辛择净，放入锅中，加清水适量，浸泡5～10分钟后水煎取汁，加粳米煮为稀粥。

用法：每日1～2剂，连续2～3日。

功效：祛风散寒，温肺化饮，宣通鼻窍。

适用：外感风寒头痛、身痛、牙痛、痰饮咳嗽、痰白清稀、鼻塞等。

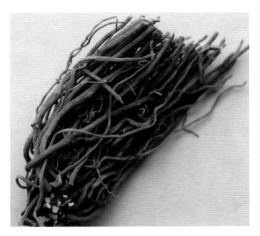

◎ 细辛茶

原料：细辛3克。

制法：将细辛放入有盖杯中，用沸水冲泡，加盖闷15分钟即可饮用。

用法：代茶，频频饮服，一般可冲泡3～5次。

功效：补肾壮阳。

适用：寒滞肝脉型阳痿。

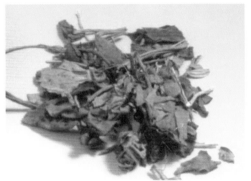

◎ 细辛甘草茶

原料：细辛4克，炙甘草10克，绿茶1克。

制法：将上药加水400毫升，煮沸5分钟，加入茶叶冲泡即可。

用法：每日3次，饭后服，每日1剂。

功效：祛风止痛。

适用：风湿性关节痛。

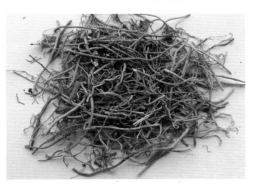

独活

【原文】味苦，平。主风寒所击，金疮止痛，贲豚，痫痓，女子疝瘕。久服轻身耐老。一名羌活，一名羌青，一名护羌使者。生川谷。

今释

性味归经	辛、苦，微温。归肾、膀胱经。
功效主治	祛风除湿，通痹止痛。用于风寒湿痹、腰膝疼痛、少阴伏风头痛、风寒挟湿头痛。
用量用法	3～10克，煎服。外用：适量。
使用禁忌	阴虚血燥者慎服。
来　　源	本品为伞形科植物重齿毛当归的干燥根。
形态特征	重齿毛当归为多年生草本。根粗大，多分枝。茎直立，带紫色，有纵沟纹。基生叶和茎下部叶的叶柄细长，基部成宽广的鞘，两面均被短柔毛，边缘有不整齐的重锯齿。复伞形花序顶生或侧生，密被黄色短柔毛。双悬果背部扁平，长圆形，侧棱翅状。
采收加工	春初苗刚发芽或秋末茎叶枯萎时采挖，除去须根及泥沙，烘至半干，堆置2～3日，发软后再烘至全干。
别　　名	大活、山独活、香独活、川独活、肉独活、巴东独活。

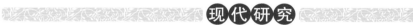
现代研究

化学成分	本品含二氢山芹醇及其乙酸酯，欧芹酚甲醚，异欧前胡内酯，香柑内酯，花椒毒素，二氢山芹醇当归酸酯，二氢山芹醇葡萄糖苷，毛当归醇，当归醇D、G、B，γ-氨基丁酸及挥发油等。

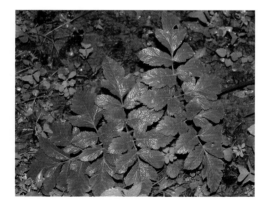

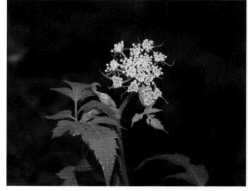

药理作用　独活有抗炎、镇痛及镇静作用；对血小板聚集有抑制作用；并有降压作用，但不持久；所含香柑内酯、花椒毒素等有抗敏及抗肿瘤作用。

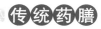

配伍应用

外感受风寒湿邪而致的风寒湿痹，肌肉、腰背、手足疼痛： 常与当归、白术、牛膝等同用，如独活汤（《活幼新书》）。

痹证日久正虚、腰膝酸软、关节屈伸不利： 与桑寄生、杜仲、人参等配伍，如独活寄生汤（《千金方》）。

外感风寒挟湿所致头痛头重、一身尽痛： 多配羌活、藁本、防风等，如羌活胜湿汤（《内外伤辨惑论》）。

风扰肾经、伏而不出所致少阴头痛： 与细辛、川芎等相配伍，如独活细辛汤（《症因脉治》）。

传统药膳

◎ **独活黑豆汤**

原料：独活10克，黑豆60克，江米酒30毫升。

制法：将黑豆泡发洗净，连泡发水一起加入砂锅，再加适量清水，放入独活煮开；煮至黑豆熟烂，加米酒少许调匀即可。

用法：佐餐食用。

功效：祛风止痛，通经络，活血。

适用：脑血管疾病导致的肢体强直、瘫痪、活动不灵、语言障碍等。

◎ **独活酒**

原料：独活300克，白酒2500毫升。

制法：将独活放入酒坛，倒入白酒，密封坛口，浸泡10日后即成。

用法：每日3次，每次空腹温饮15～20毫升。

功效：祛风湿，止痛。

适用：腰膝酸软、腿脚沉重疼痛。

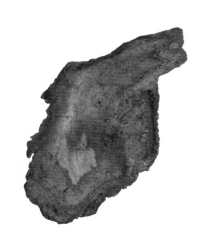

柴胡

【原文】味苦，平。主心腹肠胃中结气，饮食积聚，寒热邪气，推陈致新。久服，轻身明目，益精。一名地薰。生川谷。

今释

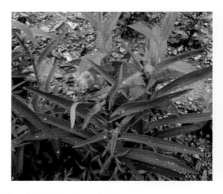

性味归经 辛、苦，微寒。归肝、胆、肺经。

功效主治 疏散退热，疏肝解郁，升举阳气。用于感冒发热、寒热往来、胸胁胀痛、月经不调、子宫脱垂、脱肛。

用量用法 3～10克，煎服。解表退热宜生用，且用量宜稍重；疏肝解郁宜醋炙；升阳可生用或酒炙；其用量均宜稍轻。

使用禁忌 肝阳上亢，肝风内动，阴虚火旺及气机上逆者忌用或慎用。

来　　源 本品为伞形科植物柴胡或狭叶柴胡的干燥根。按性状不同，分别习称"北柴胡"及"南柴胡"。

形态特征 柴胡为多年生草本。主根圆柱形，有分歧。茎丛生或单生，实心，上部多分枝，略呈"之"字形弯曲。基生叶倒披针形或狭椭圆形，早枯；中部叶倒披针形或宽条状披针形，长3～11厘米，下面具有粉霜。复伞形花序腋生兼顶生，花鲜黄色。双悬果椭圆形，棱狭翅状。

采收加工 春、秋两季采挖，除去茎叶及泥沙，干燥。

别　　名 地薰、茈胡、山菜、茹草、柴草。

现代研究

化学成分 柴胡根含a–菠菜甾醇、春福寿草醇及柴胡皂苷a、c、d，另含挥发油等。狭叶柴胡根含柴胡皂苷a、c、d及挥发油、柴胡醇、春福寿草醇、a–菠菜甾醇等。

药理作用 柴胡具有镇静、安定、镇痛、解热、镇咳等广泛的中枢抑制作用。柴胡及其有效成分柴胡皂苷有抗炎作用，其抗炎作用与促进肾上腺皮质系统功能等有关。柴胡皂苷又有降低血浆胆固醇作用。柴胡有较好的抗脂肪肝、抗肝损伤、利胆、降低转氨酶、兴奋肠平滑肌、抑制胃酸分泌、抗溃疡、抑制胰蛋白酶等作用。柴胡煎剂对结核分枝杆菌有抑制作用。此外，柴胡还有抗感冒病毒、增加蛋白质生物合成、抗肿瘤、抗辐射及增强免疫功能等作用。

配伍应用

风热感冒、发热、头痛等症：可与菊花、薄荷、升麻等同用。

胸胁苦满、口苦咽干、目眩：常与黄芩同用，以清半表半里之热，共收和解少阳之功，如小柴胡汤（《伤寒论》）。

肝失疏泄、气机郁阻导致的胸胁或少腹胀痛、情志抑郁、妇女月经失调、痛经等症：常与香附、川芎、白芍同用，如柴胡疏肝散（《景岳全书》）。

肝郁血虚、脾失健运、妇女月经不调、乳房胀痛、胁肋作痛、神疲食少、脉弦而虚者：常配伍当归、白芍、白术、茯苓等，如逍遥散（《和剂局方》）。

脘腹重坠作胀、食少倦怠、久泻脱肛、子宫下垂、肾下垂等脏器脱垂：常与人参、黄芪、升麻等同用，以补气升阳，如补中益气汤（《脾胃论》）。

传统药膳

◎ 柴胡粥

原料：柴胡10克，粳米100克，白糖适量。

制法：将柴胡择净，放入锅中，加清水适量，水煎取汁。再加粳米煮粥，待熟时调入白糖，再煮一二沸即成。

用法：每日1~2剂，连续3~5日。

功效：和解退热，疏肝解郁，升举阳气。

适用：外感发热、少阳寒热往来，以及肝郁气滞所致的胸胁乳房胀痛、月经不调、痛经、脏器下垂等。

◎ 柴胡栀子汤

原料：柴胡、栀子各9克。

制法：煎汤，去渣后加白糖调味。

用法：每日1剂，连服7~8剂。

功效：疏肝解郁，泻火解毒。

适用：肝郁气滞所致的胸胁乳房胀痛、月经不调、痛经等。

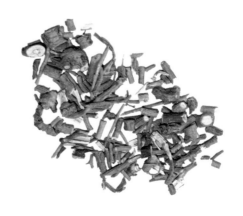

酸枣仁

【原文】味酸，平。主心腹寒热邪结气聚，四肢酸疼湿痹。久服安五脏，轻身延年。生川泽。

今释

性味归经 甘、酸，平。归肝、胆、心经。

功效主治 养心补肝，宁心安神，敛汗，生津。用于虚烦不眠、惊悸多梦、体虚多汗、津伤口渴。

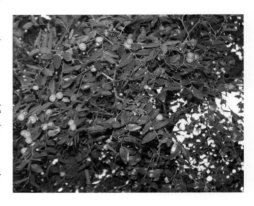

用量用法 10～15克，煎服；研末吞服，每次1.5～2克。本品炒后质脆易碎，便于煎出有效成分，可增强疗效。

使用禁忌 凡有实邪郁火及患有滑泄症者慎服。

来　　源 本品为鼠李科植物酸枣的干燥成熟种子。

形态特征 酸枣为落叶灌木或小乔木。枝上有两种刺：一为针状直形，长1～2厘米；一为向下反曲，长约5毫米。单叶互生，叶片椭圆形至卵状披针形；托叶细长，针状。花黄绿色，2～3朵簇生叶腋，花梗极短。核果近球形，先端尖，具果柄，熟时暗红色。

采收加工 秋末冬初采收成熟果实，除去果肉及核壳，收集种子，晒干。

别　　名 刺枣、山枣。

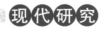现代研究

化学成分 本品含皂苷，其组成为酸枣仁皂苷A及B，并含三萜类化合物及黄酮类化合物。此外，含大量脂肪油和多种氨基酸、维生素C、多糖及植物甾醇等。

药理作用 酸枣仁皂苷、黄酮苷、水及醇提取物分别具有镇静催眠及抗心律失常作用，并能协同巴比妥类药物的中枢抑制作用；其水煎液及醇提取液还有抗惊厥、镇痛、降体温、降压作用；此外，酸枣仁还有降血脂、抗缺氧、抗肿瘤、抑制血小板聚集，增强免疫功能及兴奋子宫等作用。

配伍应用

心肝阴血亏虚、心失所养、神不守舍所致心悸、怔忡、健忘、失眠、多梦、眩晕等症：常与当归、白芍、何首乌、龙眼肉等药配伍。

肝虚有热所致虚烦不眠：常与知母、茯苓、川芎等同用，如酸枣仁汤（《金匮要略》）。

心脾气血亏虚、惊悸不安、体倦失眠：与黄芪、当归、党参等配伍应用，如归脾汤（《校注妇人良方》）。

心肾不足、阴亏血少、心悸失眠、健忘梦遗：与麦冬、生地黄、远志等合用，如天王补心丹（《摄生秘剖》）。

体虚自汗、盗汗：与五味子、山茱萸、黄芪等同用。

传统药膳

◎ **酸枣茱萸粥**

原料：酸枣仁15克，山茱萸20克，粳米100克，白糖适量。

制法：先将山茱萸洗净去核，与酸枣仁共煎，取汁去渣，再与粳米同煮粥，待粥将熟时，加入白糖稍煮即可。

用法：每日1～2次，10日为1个疗程。

功效：滋补肝肾，养心安神。

适用：妇女更年期综合征及肝肾不足导致的夜寐不安、面部潮红、手足心热、头晕耳鸣、带下、遗尿、小便频数等。

◎ **枣仁粥**

原料：酸枣仁60克，粳米400克。

制法：将酸枣仁炒熟，放入锅内，加清水适量，煎熬15～20分钟，取出枣仁，留药汁备用。将粳米洗净，与药汁一起放入锅中，用大火煮20分钟后，改小火煮至熟烂即可。

用法：早、晚服食。

功效：健脾安神。

适用：虚烦不眠、惊悸多梦、体虚多汗者。

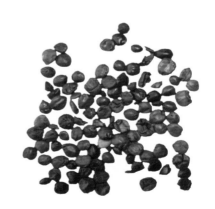

枸杞子

【原文】 味苦，寒。主五内邪气，热中消渴，周痹，久服坚筋骨，轻身耐老。一名杞根，一名地骨，一名枸忌，一名地辅。生平泽。

今 释

性味归经 甘，平。归肝、肾经。

功效主治 滋补肝肾，益精明目。用于虚劳精亏、腰膝酸痛、眩晕耳鸣、阳痿遗精、内热消渴、血虚萎黄、目昏不明。

用量用法 6～12克，煎服。

使用禁忌 外邪实热、脾虚有湿及泄泻者忌服。

来　　源 本品为茄科植物宁夏枸杞的干燥成熟果实。

形态特征 宁夏枸杞为灌木或小乔木。主枝数条，粗壮；果枝细长，先端通常弯曲下盘，外皮淡灰黄色；刺状枝短而细，生于叶腋。叶互生或丛生于短枝上。叶片披针形或卵状长圆形。花腋生，花冠漏斗状，粉红色或深紫红色。果实熟时鲜红色；种子多数。

采收加工 夏、秋两季果实呈橙红色时采收，晾至皮皱后，再暴晒至外皮干硬、果肉柔软，除去果梗。

别　　名 西枸杞、山枸杞、白疙针。

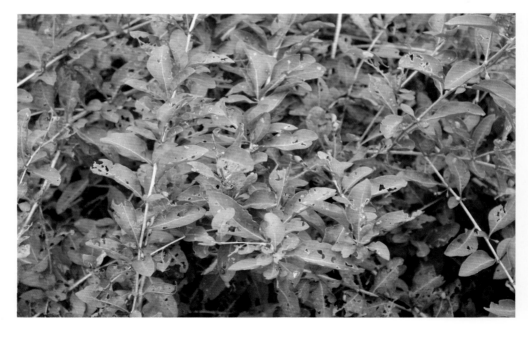

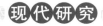

现代研究

化学成分 本品含甜菜碱、多糖、粗脂肪、粗蛋白、硫胺素、核黄素、烟酸、胡萝卜素、抗坏血酸、烟酸、β–谷甾醇、亚油酸、微量元素及氨基酸等成分。

药理作用 枸杞子对免疫有促进作用，同时具有免疫调节作用；可提高血睾酮水平，起强壮作用；对造血功能有促进作用；对正常健康者也有显著升高白细胞作用；还有抗衰老、抗突变、抗肿瘤、降血脂、保肝及抗脂肪肝、降血糖、降血压作用。

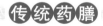

配伍应用

精血不足所致视力减退、内障目昏、头晕目眩、腰膝酸软、遗精滑泄、耳聋、牙齿松动、须发早白、失眠多梦以及肝肾阴虚，潮热盗汗、消渴等：可单用，或与补肝肾、益精补血之品配伍，如枸杞膏（《寿世保元》）。

肝肾阴虚或精亏血虚所致两目干涩、内障目昏：常与熟地黄、山茱萸、山药、菊花等同用，如杞菊地黄丸（《医级》）。

传统药膳

◎ **枸杞粥**

原料：枸杞子30克，粳米60克。

制法：先将粳米煮成粥，然后加枸杞子再煮5分钟即可。

用法：每日1～2次，每次1碗，可常服。

功效：滋补肝肾，明目养脑。

适用：肝肾阴虚引起的头晕目涩、腰膝酸软等。

◎ **枸杞羊肾粥**

原料：枸杞叶250克（或枸杞子30克），粳米100克，羊肉60克，羊肾50克，葱白少许，盐适量。

制法：将羊肾剖开，去其筋膜，洗净切碎；羊肉洗净切碎。先将洗净的枸杞叶煎煮取汁，再用枸杞汁与羊肾、

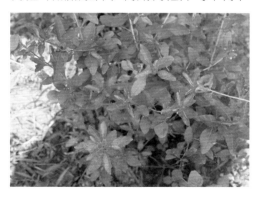

羊肉、粳米、葱白同煮成粥，加盐调匀即可。

用法：趁热食用，经常服食。

功效：温肾阳，益精血。

适用：肾虚引起的头晕目眩、视力减退、腰膝酸软无力。

◎ 二子茶

原料：枸杞子、女贞子各30克。

制法：将枸杞子、女贞子洗净，晒干或烘干，装入纱布袋后扎口，放入大水杯中用沸水冲泡，加盖闷15分钟即可饮用。

用法：当茶频频饮之。

功效：滋补肝肾，降低血脂。

适用：对肝肾阴虚型肥胖症、脂肪肝均有辅助治疗的作用。

◎ 枸杞银耳汤

原料：枸杞子10克，水发银耳100克，冰糖50克，桂花适量。

制法：将水发银耳洗净后去蒂，撕成小片，与洗净枸杞子一同放入砂锅中，加水适量煎煮20分钟，再加入冰糖熬化，撇去浮沫、撒入桂花即成。

用法：当点心食用。

功效：滋阴润肺，生津益血。

适用：虚劳早衰、白细胞减少症。

◎ 枸杞萝卜羊肉汤

原料：枸杞子15克，羊肉500克，胡萝卜1000克，生姜20克，葱、盐、花椒、味精各适量。

制法：将胡萝卜洗净，去皮，切块；羊肉去筋膜，洗净，入沸水中余一下，去除血水，切块；生姜洗净切片。

将萝卜、羊肉、枸杞子、生姜同入砂锅，加适量水炖煮，先武火烧沸，再用文火炖煮至羊肉熟烂后，加入各调料适量即成。

用法：佐餐用，每日1～2次。

功效：强身健体，补肾壮阳。

适用：肾阳虚引起的腰膝酸软、阳痿遗精者。

◎ 枸杞猪肉汤

原料：枸杞子15克，猪瘦肉250克，葱段、黄酒、盐、胡椒粉、肉汤各适量。

制法：枸杞子去杂质，洗净；猪肉切成丝，炒至白色，加入黄酒、葱、姜、盐煸炒，注入肉汤，放入枸杞子，煮至肉熟烂出锅，加入胡椒粉、味精即成。

用法：佐餐食用，每日1～2次。

功效：降脂减肥。

适用：高脂血症、肥胖者。

◎ 枸杞猪肝汤

原料：枸杞子50克，猪肝100克，盐、黄酒、姜片、葱段、猪油、胡椒粉各适量。

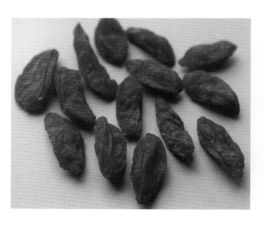

制法：将枸杞子去杂，洗净；猪肝洗净，切成片。锅烧热，放入猪油，下猪肝片煸炒，加入黄酒、葱段、姜片、盐，继续煸炒，再加入清水适量，放入枸杞子共煮，煮至猪肝熟透，再加胡椒粉调味即可。

用法：佐餐食用。

功效：滋肾，润肺，养血，补肝，明目。

适用：肝虚所致头晕眼花、夜盲症、贫血等。

◎ 枸杞菊花茶

原料：枸杞子、菊花各10克，绿茶5克。

制法：枸杞子洗净，加水500毫升，烧开后倒入茶杯内，加入菊花、绿茶，盖好盖，温浸半小时即可。

用法：代茶饮。

功效：降脂。

适用：脂肪肝。

◎ 枸杞蒸鱼肠

原料：枸杞子30克，鲩鱼肠3具，鸡蛋2个，盐、白醋、姜汁、胡椒粉各适量。

制法：将鲩鱼肠剖开，刮洗净，用少量白醋腌10分钟左右，清水冲洗干净，切碎备用；枸杞子用开水浸透，清水洗净；鸡蛋去壳，搅匀成蛋液，加入姜汁、枸杞子、切碎的鱼肠拌匀，盛于盘中，加入少量胡椒粉和盐，上笼隔水蒸至鱼肠熟透即可。

功效：补肝明目。

用法：佐餐食用。

适用：两眼昏花、视力下降、肝肾亏虚、精神疲乏等。

◎ 枸杞子炖鸡

原料：枸杞子50克，小母鸡1只，黄酒、盐各适量。

制法：将小母鸡宰杀，去毛及内脏，洗净；枸杞子洗净，与小母鸡同放入炖盅内，加黄酒和清水适量，置小火上慢炖约3小时，直至汤浓肉熟烂，加盐调味即成。

用法：佐餐食用。

功效：补血养颜，滋养强壮。

适用：体虚、血少、妇女产后虚损、病后虚弱等。

◎ 枸杞洋葱炖牛肉

原料：枸杞子6克，洋葱片150克，牛肉100克，马铃薯块、胡萝卜块、番茄汁、豌豆荚、盐、奶油、味精、面粉、胡椒粉各适量。

制法：将牛肉洗净后切成小方块，撒上盐与胡椒粉，再撒上面粉拌和。炒锅烧热，放入奶油熬热，下牛肉块炒成茶色，加入50克洋葱片，随即倒入番茄汁并加热水适量，再倒入洗净的枸杞子，盖上锅盖，煮沸后改用小火煮2小时，其间依次加入胡萝卜块、马铃薯块、豌豆荚，最后加入洋葱片100克。离火前加入盐、味精调味即可。

用法：佐餐食用。

功效：补脑益智，强筋壮骨。

适用：头晕目眩、视力减退、精神疲乏、腰膝酸软、遗精、健忘等。

薏苡仁

【原文】 味甘，微寒。主筋急拘挛，不可屈伸，风湿痹，下气。久服，轻身益气。其根，下三虫。一名解蠡。生平泽及田野。

性味归经 甘、淡，凉。归脾、胃、肺经。

功效主治 利水渗湿，健脾止泻，除痹，排脓，解毒散结。用于水肿、脚气、小便不利、脾虚泄泻、湿痹拘挛、肺痈、肠痈、赘疣、癌肿。

用量用法 9～30克，煎服。清利湿热宜生用，健脾止泻宜炒用。

使用禁忌 孕妇慎用。

来　　源 本品为禾本科植物薏苡的干燥成熟种仁。

形态特征 薏仁为多年生草本，高1～1.5米。叶互生，线形至披针形。花单性同株，呈腋生的总状花序。颖果圆珠形。

采收加工 秋季果实成熟时采割植株，晒干，打下果实，再晒干，除去外壳、黄褐色种皮及杂质，收集种仁。

别　　名 苡米、薏米、苡仁、米仁、土玉米、六谷子、薏珠子。

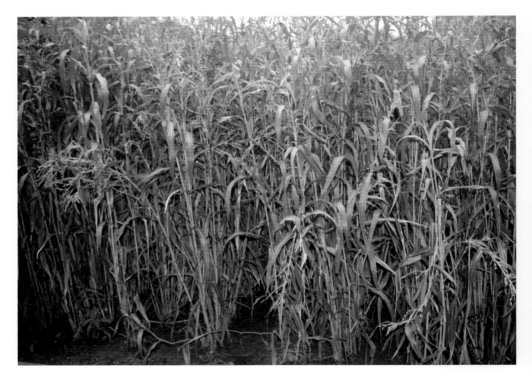

现代研究

化学成分 本品含脂肪油、薏苡仁酯、薏苡仁内酯，薏苡多糖A、B、C和氨基酸、维生素B_1等。

药理作用 薏苡仁煎剂、醇及丙酮提取物对癌细胞有明显的抑制作用。薏苡仁内酯对小肠有抑制作用。其脂肪油能使血清钙、血糖量下降，并有解热、镇静、镇痛作用。

配伍应用

脚气浮肿：可与防己、木瓜、苍术同用。

脾虚湿盛所致泄泻：常与人参、茯苓、白术等合用，如参苓白术散（《和剂局方》）。

湿痹而筋脉挛急疼痛：与独活、防风、苍术同用，如薏苡仁汤（《类证治裁》）。

肺痈胸痛、咳吐脓痰：常与苇茎、冬瓜仁、桃仁等同用，如苇茎汤（《千金方》）。

肠痈：可与附子、败酱草、牡丹皮合用，如薏苡附子败酱散（《金匮要略》）。

传统药膳

◎ 冬瓜薏仁粥

　　原料：薏苡仁50克，冬瓜150克。

　　制法：将冬瓜切成小块，与薏苡仁加水共煮，至熟为度。

　　用法：早餐食用。

　　功效：健脾利湿，消脂减肥。

　　适用：肥胖症。

◎ 薏苡仁田螺花椒粥

　　原料：薏苡仁30克，田螺10只，花椒10克。

　　制法：将田螺以水养一夜后，用沸水烫熟，取出田螺肉，与薏苡仁、花椒

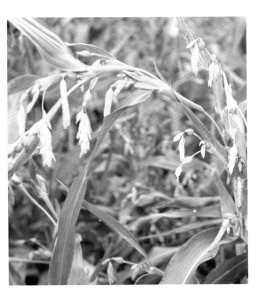

共煮成稀粥，趁热调味即可。

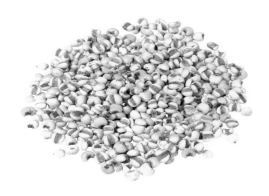

用法：早、晚分食，连用7日为1个疗程。

功效：清热除湿，利水消肿。

适用：各类型水肿。

◎ 绿豆苡仁粥

原料：薏苡仁80克，绿豆50克。

制法：将绿豆及薏苡仁入砂锅内，加水适量，置武火上煮沸，改文火熬，待其烂熟成粥即可。

用法：早餐食用。

功效：清热解毒，凉血止血。

适用：血热或湿热内蕴所致小儿紫癜。

◎ 苡仁大枣粥

原料：薏苡仁50克，糯米100克，大枣10枚，红糖20克。

制法：将薏苡仁浸泡，淘洗净；糯米淘洗净；大枣洗净去核，切成4瓣。糯米、薏苡仁下锅，掺清水烧开后，加入大枣煮成粥，放入红糖食用。

用法：每日2次。

功效：健脾益气，养血安神。

◎ 薏苡仁白糖粥

原料：薏苡仁50克，白糖、水各适量。

制法：薏苡仁加适量水，以文火煮成粥，加白糖适量搅匀。

用法：早餐食用。

功效：健脾补肺，清热利湿。

适用：扁平疣、青春期疙瘩等。

◎ 苡仁二豆羹

原料：薏苡仁、赤小豆、绿豆各30克，湿淀粉、水各适量。

制法：将薏苡仁、绿豆、赤小豆同入砂锅，加水适量略浸泡，大火煮沸后改小火煨至三者熟烂，汤汁浓稠后，以湿淀粉勾芡成羹。

用法：早、晚各服1次。

功效：除湿止痒。

适用：皮肤瘙痒症。

◎ 薏苡粳米粥

原料：薏苡仁30克，粳米50克，冰糖适量。

制法：将薏苡仁、粳米同放入锅中，加适量清水，大火煮开后改用小火煮至粥熟米烂，调入冰糖略煮即成。

用法：早、晚分食。

功效：清热利湿，利水消肿。

适用：水肿。

◎ 薏苡饼

原料：薏苡仁粉2500克，枣肉、牛奶各适量。

制法：以枣肉、牛奶拌和，作团如蒸饼大，依法蒸熟。

用法：不拘量食之。

功效：益气补虚。

适用：虚劳。

车前子

【原文】味甘，寒。主气癃，止痛，利水道小便，除湿痹。久服，轻身耐老。一名当道。生平泽。

今释

性味归经 甘，寒。归肝、肾、肺、小肠经。

功效主治 清热利尿通淋，渗湿止泻，明目，祛痰。用于热淋涩痛、水肿胀满、暑湿泄泻、目赤肿痛、痰热咳嗽。

用量用法 9～15克，煎服，宜包煎。

使用禁忌 凡内伤劳倦、阳气下陷、肾虚精滑及内无湿热者，慎服。

来　　源 本品为车前科植物车前或平车前的干燥成熟种子。

形态特征 车前为二年生或多年生草本叶丛生，直立或展开，方卵形或宽卵形，长4～12厘米，宽4～9厘米，全缘或有不规则波状浅齿，弧形脉。花茎长20～45厘米，顶生穗状花序。蒴果卵状圆锥形，周裂。

采收加工 夏、秋两季种子成熟时采收果穗，晒干，搓出种子，除去杂质。

别　　名 车前实、虾蟆衣子、猪耳朵穗子、凤眼前仁。

现代研究

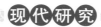

化学成分 本品含黏液质、琥珀酸、二氢黄酮苷、车前烯醇、腺嘌呤、胆碱、车前子碱、脂肪油、维生素A、维生素B等。

药理作用 本品有显著利尿作用，还能促进呼吸道黏液分泌，稀释痰液，故有祛痰作用。对各种杆菌和葡萄球菌均有抑制作用。车前子提取液有预防肾结石形成的作用。

配伍应用

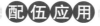

湿热下注膀胱所致小便淋沥涩痛：常与木通、滑石、瞿麦等同用，如八正散

（《和剂局方》）。

水湿停滞水肿、小便不利：可与猪苓、茯苓、泽泻同用。

病久肾虚、腰重脚肿：可与牛膝、熟地黄、山茱萸、肉桂等同用，如济生肾气丸（《济生方》）。

脾虚湿盛泄泻：可配白术同用。

暑湿泄泻：与香薷、茯苓、猪苓等同用，如车前子散（《杨氏家藏方》）。

目赤涩痛：多与菊花、决明子等同用。

肝肾阴亏、两目昏花：配熟地黄、菟丝子等用，如驻景丸（《圣惠方》）。

肺热咳嗽痰多：多与瓜蒌、浙贝母、枇杷叶等同用。

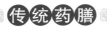

传统药膳

◎ **车前草叶羹**

原料：车前草叶500克，葱白1根，粳米50克。

制法：切车前草叶，与葱白共煮成羹。

用法：上、下午分食。

功效：清热化湿，降低血脂。

适用：高血压、高脂血症。

◎ **车前田螺汤**

原料：车前子30克，大枣10枚，田螺（连壳）1000克。

制法：先用清水静养田螺1～2日，经常换水以漂去污物，斩去田螺壳顶

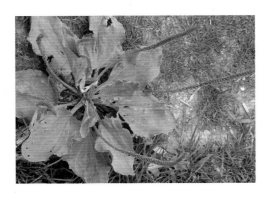

尖；大枣（去核）洗净。用纱布另包车前子，与大枣、田螺一齐放入煲中，加清水适量，大火煮沸后改小火煲2小时，调味即成。

用法：饮汤，吃田螺。

功效：利水通淋，清热祛湿。

适用：病久肾虚、腰重脚肿。

◎ **车前子粥**

原料：车前子12克，粳米50克。

制法：将车前子用纱布包好，放入砂锅，加水200毫升中火煎至100毫升，去药袋，加入粳米，再加水400毫升，小火煮至粥成。

用法：温热食用，每日2次。

功效：养肝明目，利水消肿，祛痰止咳。

适用：球结膜水肿、目赤肿痛、高血压病、高脂血、老年慢性支气管炎等。

◎ **车前茯苓粥**

原料：车前子、茯苓各40克，白糖25克，粳米60克。

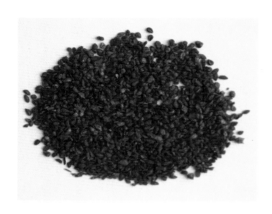

制法：将车前子用纱布包好，放入锅中加水500毫升，煎取汁350毫升。茯苓压成细粉，同放锅内，加入淘洗干净的粳米，再加水适量，以大火煮沸，放入白糖搅匀，改用小火煮至米烂粥成即可。

用法：每日1剂，代早餐用，连用5～7剂。

功效：清热除湿，健脾止带。

适用：脾虚生湿、湿郁化热所致带下病。

◎ **车前子茶**

原料：炒车前子10克，红茶3克。

制法：将上2味用沸水冲泡浓汁，加盖焖10分钟即可。

用法：每日1～2剂，分2次温服。

功效：健脾利水，抗菌消炎，敛肠止泻。

适用：脾虚水泻、胃肠炎。

◎ **车前瓜皮米仁粥**

原料：车前草、茯苓皮各15克，冬瓜皮、米仁各30克。

制法：将上4味一同入锅，加水适量，先用大火烧开，再转小火熬煮成稀粥。

用法：每日服1剂，连服5～7日。

功效：清热利湿，健脾和胃。

适用：脾胃虚弱者。

◎ **车前赤豆玉米须汤**

原料：车前叶60克，赤小豆、玉米须各45克，生甘草10克。

制法：将车前叶洗净切碎，同玉米须、生甘草共入锅中，水煎去渣取汁，加入赤小豆共炖烂熟即成。

用法：吃豆喝汤，每日1剂，连服7～10日。

功效：利尿消肿。

适用：小便不利、淋沥涩痛者。

◎ **车前茵陈汤**

原料：车前草、玉米须、茵陈各30克，白糖适量。

制法：将上3味加水500毫升，浓煎去渣，加白糖调服。

用法：不拘时适量食用。

功效：清热祛湿，利胆退黄。

适用：肝炎、胆囊炎所致黄疸。

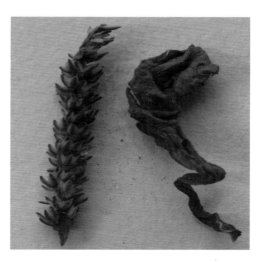

蛇床子

【原文】味苦，平。主妇人阴中肿痛，男子阳痿，湿痒，除痹气，利关节，癫痫，恶疮。久服轻身。一名蛇米。生川谷及田野。

今释

性味归经 辛、苦，温；有小毒。归肾经。

功效主治 燥湿祛风，杀虫止痒，温肾壮阳。用于阴痒带下、湿疹瘙痒、湿痹腰痛、肾虚阳痿、宫冷不孕。

用量用法 3~10克，内服。外用：适量，多煎汤熏洗或研末调敷。

使用禁忌 下焦有湿热，或肾阴不足、相火易动以及精关不固者忌服。

来　　源 本品为伞形科植物蛇床的干燥成熟果实。

形态特征 蛇床为一年生草本植物，高30~80厘米。茎直立，多分枝，中空，表面具深纵条纹，疏生细柔毛。基生叶有柄；茎基部叶有短阔的叶鞘，边缘有膜质；茎上部叶几乎全部简化成鞘状；叶片轮廓卵形至卵状披针形。复伞形花序顶生或侧生，总苞片8~10，线形有长尖；花瓣白色。双悬果长圆形，分果具5棱，果棱成翅状，无毛。果实呈椭圆形，由2个分果合抱而成。

采收加工 夏、秋两季果实成熟时采收，除去杂质，晒干。

别　　名 蛇米、蛇栗、野茴香、野胡萝卜子。

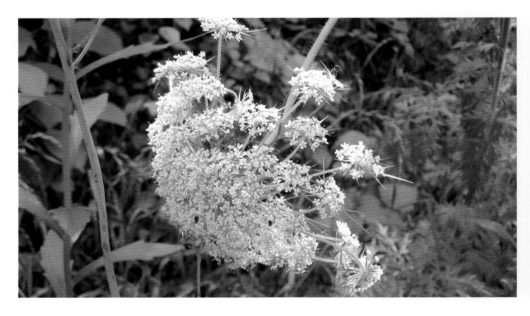

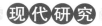 **现代研究**

化学成分 果实含挥发油1.3％，已从油中分出27个成分。还含香豆精类等成分，如蛇床明素、花椒毒素等。

药理作用 蛇床子能延长小鼠交尾期，增加子宫及卵巢重量；其提取物也有雄激素样作用，可增加小鼠前列腺、精囊、肛提肌重量。对耐药性金黄色葡萄球菌、铜绿假单胞菌及皮肤癣菌有抑制作用；可延长鸡瘟病毒鸡胚的生命；杀灭阴道滴虫。所含的花椒毒酚有较强的抗炎和镇痛作用。另外，还有抗心律失常、降低血压、祛痰平喘、延缓衰老、促进记忆、局麻、抗诱变、抗骨质疏松、杀精子等作用。

 配伍应用

阴部湿痒、湿疹、疥癣：常与苦参、黄柏、白矾等配伍，如（《濒湖集简方》）。
寒湿兼肾虚所致带下腰痛：常与山药、杜仲、牛膝等同用。

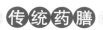 **传统药膳**

◎ **蛇床子炖麻雀**

原料：蛇床子15克，生姜12克，大蒜6克，麻雀5只，花椒、酱油、味精、盐、葱各适量。

制法：将麻雀去毛及肠杂，洗净备用；生姜切片；蛇床子去净灰尘装入麻雀腹内，放碗内，并加入生姜、葱、大蒜、酱油、花椒等，隔水炖熟，至熟后去掉药渣，锅中放油，加入调料略炖煮即成。

用法：食肉饮汤，每日1次。
功效：补肾壮阳，生精补髓。
适用：肾阳虚型畸形精子过多症。

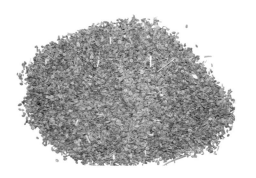

菟丝子

【原文】味辛，平。主续绝伤，补不足，益气力，肥健人，汁去面䵟。久服明目，轻身延年。一名菟芦。生川泽。

今释

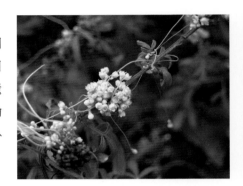

性味归经 辛、甘，平。归肝、肾、脾经。

功效主治 补益肝肾，固精缩尿，安胎，明目，止泻；外用消风祛斑。用于肝肾不足、腰膝酸软、阳痿遗精、遗尿尿频、肾虚胎漏、胎动不安、目昏耳鸣、脾肾虚泻；外治白癜风。

用量用法 6～12克，煎服。外用：适量。

使用禁忌 阴虚火旺者忌用。

来　　源 本品为旋花科植物菟丝子的干燥成熟种子。

形态特征 菟丝子为一年生寄生草本，全株无毛。茎细，缠绕，黄色，无叶。花簇生于叶腋，苞片及小苞片鳞片状；花萼杯状，花冠白色，钟形，长为花萼的2倍，雄蕊花丝扁短，基部生有鳞片，矩圆形，边缘流苏状。蒴果扁球形，被花冠全部包住，盖裂。

采收加工 秋季果实成熟时采收植株，晒干，打下种子，除去杂质。

别　　名 黄丝、豆寄生、金黄丝子、马冷丝、巴钱天、黄鳝藤。

现代研究

化学成分 菟丝子含皮素、胆醇、皂类、淀粉。

药理作用 菟丝子水煎剂能明显增强黑腹果蝇交配次数；菟丝子灌胃对大鼠半乳糖性白内障有治疗作用；菟丝子水煎剂连续灌胃1个月，能明显增强小鼠心肌组织匀浆乳酸脱氢酶的活性，对心肌过氧化氢酶及脑组织的乳酸脱氢酶和过氧化氢酶活性有增强趋势。

配伍应用

阳痿遗精：与枸杞子、覆盆子、车前子同用，如五子衍宗丸（《丹溪心法》）。

小便过多或失禁：与桑螵蛸、肉苁蓉、鹿茸等同用，如菟丝子丸（《世医得效方》）。

遗精、白浊、尿有余沥：与茯苓、石莲子同用，如茯苓丸（《和剂局方》）。

肝肾不足、目暗不明：常与熟地黄、车前子同用，如驻景丸（《和剂局方》）。

脾虚便溏：与人参、白术、补骨脂为丸服（《方脉正宗》）。

肾虚胎元不固、胎动不安、滑胎：常与续断、桑寄生、阿胶同用，如寿胎丸（《医学衷中参西录》）。

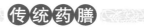

传统药膳

◎ 菟丝子粥

原料：菟丝子60克，粳米100克，白糖适量。

制法：菟丝子研碎，放入砂锅内，加入水300毫升，用小火煎至200毫升，去渣留汁，加入粳米后另加水300毫升及适量白糖，用小火煮成粥。

用法：早、晚分服。

功效：补肾益精，养肝明目。

适用：肝肾不足导致的腰膝筋骨酸痛、腿脚软弱无力、阳痿遗精、呓语、小便频数、尿有余沥、头晕眼花、视物不清、耳鸣耳聋以及妇女带下、习惯性流产等。

◎ 菟丝子羊脊骨汤

原料：菟丝子18克，肉苁蓉25克，羊脊骨（连尾）1条。

制法：将菟丝子酒浸3日，晒干，捣末；肉苁蓉酒浸一宿；羊脊骨洗净、斩块。把肉苁蓉、羊脊骨放入锅内，加清水适量，小火煮2～3小时，调入菟丝子末，调味即可。

用法：空腹酌量服食。

功效：补肝肾，益精髓，强筋骨。

适用：肝肾不足所致腰椎肥大。

◎ 菟丝猪肾汽

原料：菟丝子30克，山茱萸20克，杜仲10克，猪肾1对。

制法：将菟丝子、杜仲用新纱布包好，再与山茱萸、猪肾共煮，待猪肾煮熟，捞出药包即可。

用法：吃猪肾喝汤，隔日1剂。

功效：补肾壮腰。

适用：肾虚所致腰痛胫软、耳鸣、尿频等。

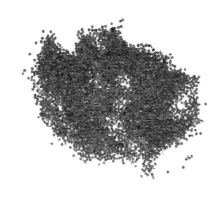

蒺藜

【原文】味苦，温。主恶血，破癥结积聚，喉痹，乳难。久服，长肌肉，明目，轻身。一名旁通，一名屈人，一名止行，一名犲羽，一名升推。生平泽，或道旁。

今释

性味归经 辛、苦，微温；有小毒。归肝经。

功效主治 平肝解郁，活血祛风，明目，止痒。用于头痛眩晕、胸胁胀痛、乳闭乳痈、目赤翳障、风疹瘙痒。

用量用法 6～10克，煎服。

使用禁忌 血虚气弱者及孕妇慎服。

来　　源 本品为蒺藜科植物蒺藜的干燥成熟果实。

形态特征 蒺藜为一年生匍匐草本，多分枝，全株有柔毛。羽状复叶互生或对生；小叶5～7对，长椭圆形，长6～15毫米，宽2～5毫米，基部常偏斜，有托叶。花单生于叶腋；萼片5；花瓣5，黄色，早落；雄蕊10，5长5短；子房上位，5室，柱头5裂。花期6-7月，果实8-9月。

采收加工 秋季果实成熟时采剖植株，晒干。打下果实，除去杂质。

别　　名 蒺藜子、七厘子。

现代研究

化学成分 本品含脂肪油及少量挥发油、鞣质、树脂、甾醇、钾盐、皂苷、微量生物碱等。

药理作用 蒺藜水浸液及乙醇浸出液对麻醉动物有降压作用；其水溶性部分有利尿作用；蒺藜总皂苷有显著的强心作用，有提高机体免疫功能、强壮、抗衰老等作用；蒺藜水煎液有降低血糖作用；水提取物有抗过敏作用。

配伍应用

头痛眩晕、目赤肿痛：配决明子、青葙子等用。

风疹瘙痒：配菊花、地肤子、苦参用。

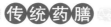

传统药膳

◎ 蒺藜子甲鱼汤

原料：蒺藜子、菟丝子各30克，甲鱼1000克，植物油、姜各适量，盐4克。

制法：杀死甲鱼后，剖腹留肝、蛋，去肠杂，洗净，切大块备用；洗净菟丝子、蒺藜子。油锅烧热，放姜、甲鱼块，翻炒几分钟；放适量水，再焖炒几分钟，盛砂锅内；将菟丝子、蒺藜子也放入砂锅内；加清水以把甲鱼浸没为准，大火煮沸；改小火炖熟烂，加盐少许，弃药渣即成。

用法：佐餐食用。

功效：滋肝肾阴，补肾阳虚。

适用：神经衰弱、频繁遗精，或因劳累引起的遗精等。

◎ 蒺藜烩豆腐

原料：蒺藜子15克，青豌豆100克，猪肉200克，豆腐2块，胡萝卜4条，香菇5朵，虾米、鸡汤各少许，麻油适量。

制法：将蒺藜子洗净，捣碎后煎出汁待用；用麻油起锅，把剁碎的猪肉炒一遍调味后盛起；将胡萝卜洗净切丝，冬菇泡软后切丝，虾米最好用酒泡一下。用麻油起锅，放入豆腐，用大火不停地翻炒，用锅铲将豆腐压碎，放入胡萝卜、豌豆、冬菇、虾米、猪肉、鸡汤和蒺藜子汁，调味后勾芡即成。

用法：佐餐食用。

功效：补肾虚，清肝明目。

适用：肾虚、视力衰退。

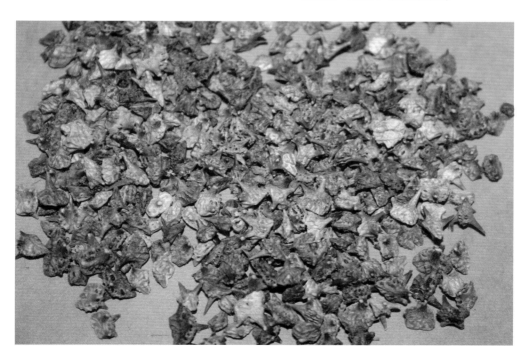

茵陈

【原文】味苦，平。主风湿、寒热邪气，热结黄疸。久服，轻身益气，耐老。生丘陵坂岸上。

今释

性味归经 苦、辛，微寒。归脾、胃、肝、胆经。

功效主治 清利湿热，利胆退黄。用于黄疸尿少、湿温暑湿、湿疮瘙痒。

用量用法 6～15克，煎服。外用：适量，煎汤熏洗。

使用禁忌 非因湿热引起的发黄忌患者服用，蓄血发黄者及血虚萎黄者慎用。

来　　源 本品为菊科植物滨蒿或茵陈蒿的干燥地上部分。

形态特征 茵陈蒿为多年生草本，高30～100厘米，幼苗密被白色细柔毛，老时脱落；茎直立，多分枝。基生叶有柄，2～3回羽状全裂或掌状分裂，最终裂片线形；花枝的叶无柄，羽状全裂成丝状。头状花序圆锥状，花序直径1.5～2毫米；总苞球形，总苞片3～4层。瘦果长圆形，无毛。

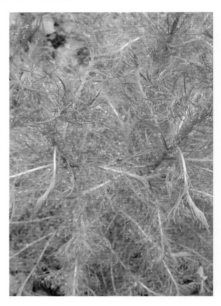

采收加工 春季幼苗高6～10厘米时采收或秋季花长成时采割，除去杂质及老茎，晒干。春季采收的习称"绵茵陈"，秋季采割的称"花茵陈"。

别　　名 臭蒿蒿、茵陈蒿、婆婆蒿。

现代研究

化学成分 茵陈含挥发油，油中有β-蒎烯、茵陈二炔烃，茵陈炔酮等多种成分。全草还含香豆素、黄酮、有机酸、呋喃类等成分。

药理作用 茵陈有显著利胆作用，并有解热、保肝、抗肿瘤和降压作用，其煎剂对人型结核菌有抑制作用。乙醇提取物对流感病毒有抑制作用，水煎剂对ECHD11病毒有抑制作用。

配伍应用

黄疸：常与栀子、黄柏、大黄同用，如茵陈蒿汤（《伤寒论》）。

湿热内蕴所致风瘙隐疹、湿疮瘙痒：可单味煎汤外洗，也可与黄柏、苦参、地肤子等同用。

传统药膳

◎ **茵陈大枣粥**

原料：茵陈9克，大枣200克。

制法：将上2味水煎。

用法：食枣饮汤。

功效：清热，利湿，保肝。

适用：慢性肝炎、肝硬化。

◎ **茵陈干姜饮**

原料：茵陈15克，干姜6克，红糖适量。

制法：将茵陈、干姜入锅中，加红糖，水煎服。

用法：每日1次，连服半个月。

功效：温中散寒，利湿退黄。

适用：湿热黄疸。

◎ **茵陈粥**

原料：茵陈蒿、粳米各30～60克，白糖适量。

制法：先将茵陈洗净，水煎取汁，去渣，以汁入粳米煮粥。将熟时，加入白糖，稍煮一二沸即可。

用法：每日2～3次，每次适量。

功效：清利湿热，利胆退黄。

适用：湿热黄疸。

◎ **茵陈薏米粥**

原料：茵陈30克，薏苡仁60克。

制法：将茵陈煎煮去渣，加入薏苡仁煮粥熟即可。

用法：每日2～3次。

功效：利胆消炎。

适用：胆囊炎。

◎ **姜楂茵陈汤**

原料：茵陈20克，山楂30克，生姜3片。

制法：上3味同放入锅内，加水适量，煎20～30分钟即可。

用法：每日1剂，分2～3次服。

功效：消食利水，活血降脂。

适用：高脂血症。

◎ **茵陈丹参茶**

原料：茵陈30克，丹参60克，红糖适量。

制法：将上3味放入盛有开水的保温瓶内浸泡20分钟，取汁代茶饮用。

用法：每日1剂，频频饮用。连服20～30日。

功效：清利湿热，退黄疸。

适用：急性肝病。

漏芦

【原文】 味苦，寒。主皮肤热，恶疮、疽、痔，湿痹，下乳汁。久服，轻身益气，耳目聪明，不老延年。一名野兰。生山谷。

今释

性味归经　苦，寒。归胃经。

功效主治　清热解毒，消痈，下乳，舒筋通脉。用于乳痈肿痛、痈疽发背、瘰疬疮毒、乳汁不通、湿痹拘挛。

用量用法　5～9克，煎服。外用：研末调敷或煎水洗。

使用禁忌　孕妇慎用。

来　源　本品为菊科植物祁州漏芦的干燥根。

形态特征　祁州漏芦为多年生草本，高30～80厘米，全体密被白色柔毛。主根粗大，上部密被残存叶柄。基生叶丛生；茎生叶互生；叶长椭圆形，羽状全裂至深裂，裂片矩圆形，边缘具不规则浅裂，两面密被白色茸毛。头状花序，总苞多列，具干膜质苞片；花全为管状花，淡紫色。瘦果卵形，棕褐色，冠毛刚毛状。

采收加工　春、秋两季采挖。除去须根及泥沙，晒干。

别　名　野兰、狼头花、和尚头、独花山牛蒡。

现代研究

化学成分　祁州漏芦根中含挥发油，根的脂溶性部分含牛蒡子醛、牛蒡子醇、棕榈酸、β–谷甾醇、硬脂酸乙酯、蜕皮甾酮、土克甾酮、漏芦甾酮。

药理作用　祁州漏芦水煎剂，在体内外实验均能抑制动物血清及肝、脑等脏器过氧化脂质的生成，故有显著的抗氧化作用；并可降低血胆固醇和血浆过氧化脂质（LPO）含量，能恢复前列环素/血栓素A2的平衡，减少白细胞在动脉壁的浸润，抑制平滑肌细胞增生，具有抗动脉粥样硬化的作用；其乙醇提取物及水提取物均能显著增强小鼠血浆中超氧化物歧化酶（SOD）的活性；能显著抑制单胺氧化酶（MAO–B）的活性，具有明显的抗衰老作用。漏芦蜕皮甾醇能显著增强巨噬细胞的吞噬作用，提高细胞的免疫功能。

配伍应用

乳痈肿痛：常与瓜蒌、蛇蜕同用，如漏芦散（《和剂局方》）。

热毒壅聚、**痈肿疮毒**：常与大黄、连翘、紫花地丁等同用，如漏芦汤（《千金方》）。

痰火郁结、**瘰疬欲破**：可与海藻、玄参、连翘等同用，如漏芦汤（《圣济总录》）。

乳络塞滞、**乳汁不下**、**乳房胀痛**、**欲作乳痈**：常与穿山甲、王不留行等同用。

气血亏虚、**乳少清稀**：当与黄芪、鹿角胶等同用。

湿痹、**筋脉拘挛**、**骨节疼痛**：常与地龙配伍，如古圣散（《圣济总录》）。

传统药膳

◎ 漏芦鸡蛋

原料：漏芦100克，鸡蛋10克。

制法：将漏芦洗净，放入锅中，加250毫升清水煮熬15分钟，去掉药渣，烧开后打入鸡蛋即成。

用法：每日1次。

功效：催乳。

适用：产后无奶、乳汁不通者。

◎ 漏芦猪蹄粥

原料：漏芦10克，通草3克，粳米100克，猪蹄1只，葱白、味精、盐各适量。

制法：将猪蹄洗净，斩成块；通草、漏芦放入锅中，加清水适量熬煮成浓汁，去渣取汁。热锅，放入猪蹄、药汁、粳米、葱白，加清水适量炖煮至肉熟烂，再加入味精、盐调味即可。

用法：佐餐食用。

功效：通乳汁，利血脉。

适用：产后无奶、乳汁不通者。

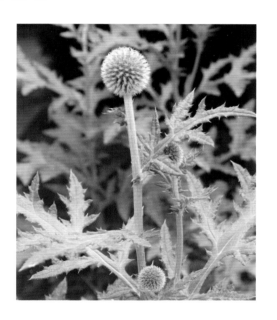

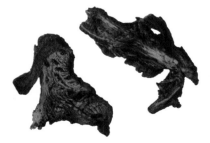

王不留行

【原文】味苦，平。主金疮止血，逐痛出刺，除风痹，内寒。久服，轻身耐老增寿。生山谷。

今释

性味归经 苦，平。归肝、胃经。

功效主治 活血通经，下乳消肿，利尿通淋。用于经闭、痛经、乳汁不下、乳痈肿痛、淋证涩痛。

用量用法 5～10克，煎服。外用：适量。

使用禁忌 孕妇慎用。

来　　源 本品为石竹科植物麦蓝菜的干燥成熟种子。

形态特征 麦蓝菜一年或二年生草本，高30～70厘米，全株无毛。茎直立，节略膨大。叶对生，卵状椭圆形至卵状披针形，基部稍连合抱茎，无柄。聚伞花序顶生，下有鳞状苞片2；花瓣粉红色，倒卵形，先端具不整齐小齿，基部具长爪。蒴果卵形，包于宿萼内，成熟后，先端十字形开裂。

采收加工 夏季果实成熟、果皮尚未开裂时采割植株，晒干，打下种子，除去杂质，再晒干。

别　　名 奶米、不母留、大麦牛、王母牛。

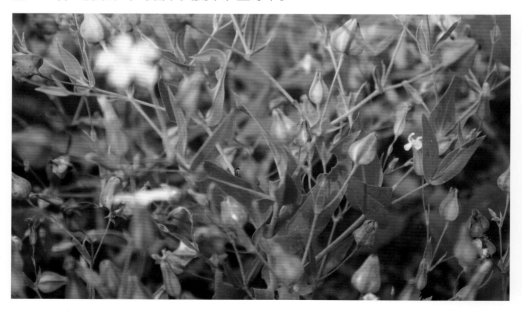

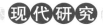

现代研究

化学成分　含有王不留行皂苷A、B、C、D四种；又含黄酮苷，如王不留行黄酮苷、异肥皂草苷；另含植物酸钙镁、磷脂、豆甾醇等等。

药理作用　水煎剂对小鼠有抗着床、抗早孕作用，对子宫有兴奋作用，并能促进乳汁分泌。王不留行的水提液和乙醚萃取液具有抗肿瘤作用。

配伍应用

妇人难产，或胎死腹中：常配当归、川芎、香附、红花等用，如胜金散（《普济方》）。

产后乳汁不下：常与穿山甲等同用，如涌泉散（《卫生宝鉴》）。

产后气血亏虚、乳汁稀少：与黄芪、当归或猪蹄同用。

乳痈肿痛：可配蒲公英、夏枯草、瓜蒌等用。

多种淋证：常与石韦、瞿麦、冬葵子等同用。

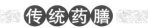

传统药膳

◎ **王不留行炖猪蹄**

原料：王不留行12克，猪蹄3个，调料适量。

制法：将王不留行用纱布包裹，和洗净的猪蹄一起放进锅内，加水及调味料，煮烂即可食用。

用法：佐餐食用。

功效：催乳，下乳。

适用：产后乳汁不足者。

◎ **王不留行蒸虾**

原料：王不留行、桑葚各30克，海虾100克。

制法：先将洗净的王不留行、桑葚投入砂锅，加入清水2碗，用小火煲约20分钟。滤去药渣，放入海虾，煮滚至虾熟透即成。食时调好盐、味精。

用法：佐餐食用。

功效：活血通经，下乳消痈，利尿通淋，止血，补益肝肾，息风滋阴。

适用：经行不畅、产后乳少、胃虚食少、肝肾阴亏等。

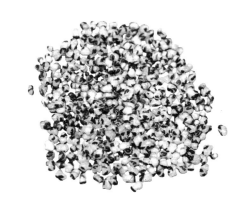

肉苁蓉

【原文】味甘，微温。主五劳七伤补中，除茎中寒热痛，养五脏，强阴，益精气，多子，妇人癥痕，久服轻身。生山谷。

今释

性味归经　甘、咸，温。归肾、大肠经。

功效主治　补肾阳，益精血，润肠通便。用于肾阳不足、精血亏虚、阳痿不孕、腰膝酸软、筋骨无力、肠燥便秘。

用量用法　6～10克，煎服。

使用禁忌　相火偏旺、胃弱便溏、实热便结者禁服。

来　　源　本品为列当科植物肉苁蓉或管花肉苁蓉的干燥带鳞叶的肉质茎。

形态特征　肉苁蓉为多年生肉质寄生草本，高80～150厘米。茎肉质，肥厚扁平，不分枝。叶肉质，鳞片状，螺旋状排列，黄色，无柄；基部叶三角形；上部叶渐窄长，三角状披针形，背部被白色短毛，边缘毛稍长。穗状花序粗大，顶生；花冠管状钟形，黄色；花丝基部有毛，花药箭形，被长毛；子房长卵形。蒴果2裂；种子极多，细小。

采收加工　多于春季苗未出土或刚出土时采挖，除去花序，切段，晒干。

别　　名　寸芸、苁蓉、地精。

现代研究

化学成分　肉苁蓉脂溶性成分包括6-甲基吲哚、3-甲基-3乙基己烷等。从肉苁蓉中得到水溶性的N,N-二甲基甘氨酸甲脂和甜菜碱等。

药理作用　肉苁蓉水提液小鼠灌胃，能显著增加脾脏和胸腺重量，增强腹腔巨噬细胞吞噬能力，提高淋巴细胞转化率和迟发性超敏反应指数。肉苁蓉对阳虚和阴虚动物的肝脾核酸含量下降和升高有调整作用。有激活肾上腺、释放皮质

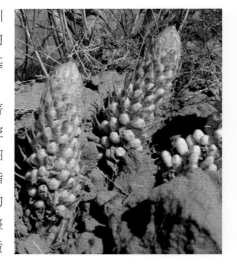

激素的作用，可增强下丘脑—垂体—卵巢的促黄体功能，提高垂体对LRH的反应性及卵巢对LH的反应性，而不影响自然生殖周期的内分泌平衡。肉苁蓉乙醇提取物在体外温育体系中能显著抑制大鼠脑、肝、心、肾、睾丸组织匀浆过氧化脂质的生成，并呈良好的量效关系。

配伍应用

男子五劳七伤、阳痿不起、小便余沥：常配伍菟丝子、续断、杜仲用，如肉苁蓉丸（《医心方》）。

肾虚骨痿、不能起动：亦可与杜仲、巴戟天、紫河车等同用，如金刚丸（《张氏医通》）。

肾气虚弱引起的大便不通、小便清长、腰酸背冷：或与当归、牛膝、泽泻等同用，如济川煎（《景岳全书》）。

传统药膳

◎ **肉苁蓉羊肉粥**

原料：肉苁蓉30克，羊肉150克，粳米100克，盐、味精各适量。

制法：羊肉洗净切片，与肉苁蓉、粳米同煮成粥，加盐、味精调味即可。

用法：早、晚温热食用。

功效：补肾益精，收敛滑泄。

适用：遗精、滑精。

◎ **酒洗苁蓉粥**

原料：鲜肉苁蓉25～50克，大米、羊肉各适量。

制法：选用肉苁蓉嫩者，刮去鳞，用酒洗，煮熟后切薄片，与大米、羊肉同煮成粥，加入调味品即可。

用法：每日1～2次，温热食。

功效：调经止痛，补肾益精。

适用：妇女虚寒性痛经、不孕症，热征、实征患者及阴虚火旺者忌用。

适用：便秘、阳痿者。

◎ **肉苁蓉酒**

原料：肉苁蓉90克，白酒适量。

制法：把肉苁蓉浸白酒中，洗去鳞甲，切片，用水600毫升，煎作200毫升。

用法：可加少许调味品，顿服，连服数日。

功效：填精补虚。

适用：老年人面色枯槁、大便燥结、胸中作闷等。

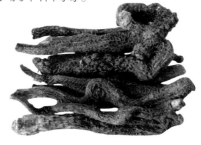

徐长卿

【原文】味咸，平。主鬼注精物，邪恶气，杀百精蛊毒，老魅注易，亡走啼哭，悲伤恍惚。生池泽。

今 释

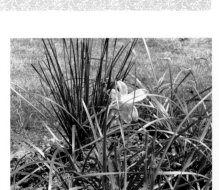

性味归经 辛，温。归肝、胃经。

功效主治 祛风化湿，止痛止痒。用于风湿痹痛，胃痛胀满，牙痛，腰痛，跌扑伤痛，风疹，湿疹。

用量用法 3～12克，煎服，后下。

使用禁忌 体弱者慎用。

来　　源 本品为萝藦科植物徐长卿的干燥根及根茎。

形态特征 徐长卿为多年生直立草本，高约65厘米。根细呈须状，多至50余条，形如马尾，具特殊香气。茎细而刚直，不分枝，无毛或被微毛。叶对生，无柄；叶片披针形至线形，长5～14厘米，宽3～15毫米，先端渐尖，基部渐窄，两面无毛或上面具疏柔毛，叶缘稍反卷，有睫毛，上面深绿色，下面淡绿色；主脉突起。圆锥聚伞花序生于近顶端叶腋，长约7厘米，有花10余朵；花萼5深裂，卵状披针形；花冠黄绿色，5深裂，广卵形，平展或向外反卷；副花冠5，黄色，肉质，肾形，基部与雄蕊合生；雄蕊5，相连筒状，花药2室，花粉块每室1，下垂臂短、平伸；雌蕊1，子房上位，由2枚离生心皮组成，花柱2，柱头五角形，先端略微突起。蓇葖果呈角状，单生，长约6厘米，表面淡褐色；种子多数，卵形而扁，暗褐色，先端有一簇白色细长毛。花期6～7月，果期9–10月。

采收加工 秋季采挖，除去杂质，阴干。

别　　名 寮刁竹、对节莲、竹叶细辛。

现代研究

化学成分 全草含牡丹酚、异牡丹酚、赤藓醇、三十烷、十六烯、硬脂酸癸酯；另含甾体化合物如β–谷甾醇、直立白薇苷B、徐长卿苷A、B、C等。

根含新徐长卿苷A。

药理作用 徐长卿具有镇痛、镇静、抗炎、抗惊厥和抗变态反应作用；所含牡丹酚对伤寒菌苗静注引起的小鼠发热有明显解热作用；牡丹酚可显著抑制培养乳鼠心肌细胞搏动频率，显示出抗心律失常作用；对实验性高脂血症动物的血清总胆固醇和β－脂蛋白有明显降低作用，能显著抑制家兔食饵性动脉粥样硬化斑块的形成；牡丹酚能显著抑制实验性动物或人血小板聚集，对抗血栓的形成；对多种致病性球菌、杆菌有抑制作用。

配伍应用
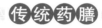

风湿疼痛： 常与威灵仙、石见穿等同用。

皮肤瘙痒： 可配伍白鲜皮、地肤子等使用。

跌打肿痛、接骨： 鲜徐长卿适量。捣烂敷患处。

传统药膳

◎ **徐长卿猪肉酒**

原料：徐长卿24～30克，猪瘦肉200克，老酒100毫升。

制法：将上3味酌加水煎成半碗。

用法：饭前服，每日2次。

功效：祛风，除湿，活血，镇痛。

适用：风湿痛。

◎ **徐长卿茶**

原料：徐长卿10克，炙甘草3克。

制法：将徐长卿、炙甘草洗净，用水煎煮，取汁200毫升。

用法：代茶饮用，每日1剂。

功效：祛风通络，止痛。

适用：风湿痹痛、肩周炎等。

◎ **两面针徐长卿蜜茶**

原料：徐长卿、川芎各15克，两面针30克，蜂蜜20毫升。

制法：先将两面针、徐长卿、川芎分别拣杂，洗净，晾干或晒干，切碎后同放入砂锅，加水浸泡片刻，煎煮30分钟，用洁净纱布过滤去渣，取滤汁放入容器，待其温热时，兑入蜂蜜，拌和均匀即成。

用法：早、晚2次分服。

功效：清热解毒，行气止痛。

适用：鼻咽癌疼痛。

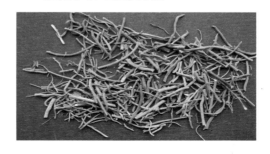

蔓荆子

【原文】味苦，微寒。主筋骨间寒热，湿痹拘挛，明目坚齿，利九窍，去白虫。久服，轻身耐老。小荆实亦等。生山谷。

性味归经　辛、苦，微寒。归膀胱、肝、胃经。

功效主治　疏散风热，清利头目。用于风热感冒头痛、齿龈肿痛、目赤多泪、目暗不明、头晕目眩。

用量用法　5～10克，煎服。

使用禁忌　胃虚者慎服。

来　　源　本品为马鞭草科植物单叶蔓荆或蔓荆的干燥成熟果实。

形态特征　落叶灌木，高约3米，幼枝方形，密生细柔毛。叶为3小叶，小叶倒卵形或披针形；叶柄较长。顶生圆锥形花序；花萼钟形；花冠淡紫色。核果球形，大部分为宿萼包围。

采收加工　秋季果实成熟时采收，除去杂质，晒干。

别　　名　荆子、荆条子、白布荆。

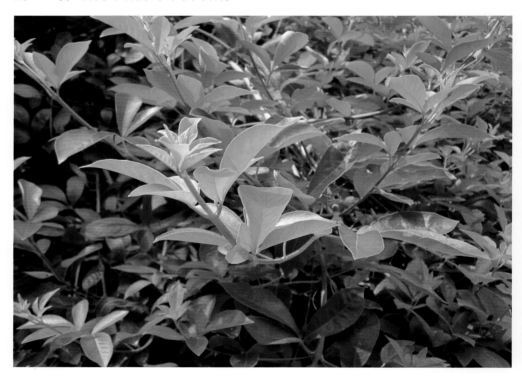

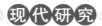

现代研究

化学成分 本品含挥发油，主要成分为茨烯、蒎烯，并含蔓荆子黄素、脂肪油、生物碱和维生素A等。

药理作用 蔓荆子有一定的镇静、止痛、退热作用。蔓荆子黄素有抗菌、抗病毒作用。蔓荆叶蒸馏提取物具有增进外周和内脏微循环的作用。

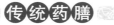

配伍应用

风热感冒而头昏头痛：常与薄荷、菊花等同用。

风邪上攻所致的偏头痛：常配伍川芎、白芷、细辛等。

风热上攻、目赤肿痛、目昏多泪：常与菊花、蝉蜕、白蒺藜等同用。

中气不足、清阳不升、耳鸣耳聋：与黄芪、人参、升麻、葛根等同用，如益气聪明汤（《证治准绳》）。

传统药膳

◎ **荆子酒**

原料：蔓荆子200克，白酒500毫升。

制法：将上药捣碎，用酒浸于净瓶中，7日后，去渣备用。

用法：每次饮10～15毫升，每日3次。

功效：祛风止痛。

适用：外感风热所致头昏头痛及偏头痛。

◎ **蔓荆止痛饮**

原料：蔓荆子、防风各9克，白芷6克，细辛3克，蜂蜜适量。

制法：将白芷、细辛、蔓荆子、防风常法加水浸泡半小时，然后用大火煎煮，水沸后用小火再煎10分钟即可，服

时加适量蜂蜜。

用法：不拘时随意饮用。

功效：祛风，解痉，止痛。

适用：因风寒外袭引起的偏头痛。

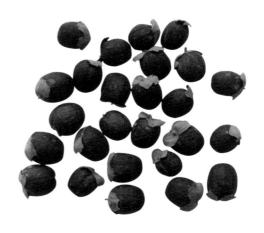

女贞子

【原文】味苦，平。主补中，安五脏，养精神，除百疾。久服肥健，轻身不老。生山谷。

今释

性味归经　甘、苦，凉。归肝、肾经。

功效主治　滋补肝肾，明目乌发。用于肝肾阴虚、眩晕耳鸣、腰膝酸软、须发早白、目暗不明、内热消渴、骨蒸潮热。

用量用法　6～12克，煎服，因主要成分齐墩果酸不易溶于水，故以入丸剂为佳。本品以黄酒拌后蒸制，可增强滋补肝肾作用，并使苦寒之性减弱，避免滑肠。

使用禁忌　本品虽补而不腻，但性凉。故脾胃虚寒泄泻及肾阳虚者慎用。

来　　源　本品为木犀科植物女贞的干燥成熟果实。

形态特征　女贞为常绿乔木，树皮光滑不裂。叶对生，叶片卵圆形或长卵状披针形，全缘，无毛，革质，背面密被细小的透明腺点。圆锥花序顶生，花白色，花萼钟状，花冠裂片长方形。浆果状核果，成熟时蓝黑色，内有种子1～2枚。

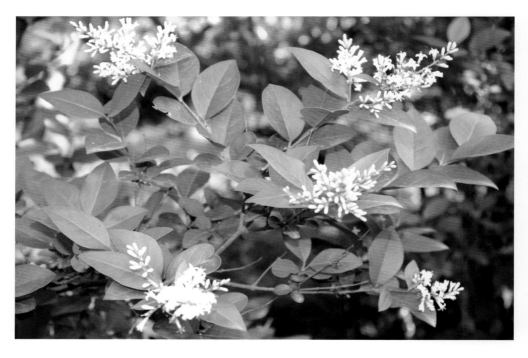

采收加工 冬季果实成熟时采收，除去枝叶，稍蒸或置沸水中略烫后，干燥；或直接干燥。

别　　名 冬青子、爆格蚤、白蜡树子、鼠梓子。

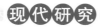

现代研究

化学成分 本品含齐墩果酸、乙酰齐墩果酸、熊果酸、甘露醇、葡萄糖、棕榈酸、硬脂酸、油酸、亚油酸等成分。

药理作用 女贞子可增强非特异性免疫功能，对异常的免疫功能具有双向调节作用；对化疗和放疗所致的白细胞减少有升高作用；可降低实验动物的血清胆固醇，有预防和消减动脉粥样硬化斑块和减轻斑块厚度的作用，能减少冠状动脉粥样硬化病变数并减轻其阻塞程度；能明显降低高龄鼠脑、肝中丙二醛含量，提高超氧化物歧化酶（SOD）活性，具有一定抗衰老作用；有强心、利尿、降血糖及保肝作用；并有止咳、缓泻、抗菌、抗肿瘤作用。

配伍应用

　　肝肾阴虚所致目暗不明、视力减退、须发早白、眩晕耳鸣、失眠多梦、腰膝酸软、遗精等：常与墨旱莲配伍，如二至丸（《医方集解》）。

　　阴虚有热、目微红羞明、眼珠作痛：宜与生地黄、石决明、谷精草等同用。

　　肾阴亏虚消渴：宜与生地黄、天冬、山药等同用。

　　阴虚内热所致潮热心烦：宜与生地黄、知母、地骨皮等同用。

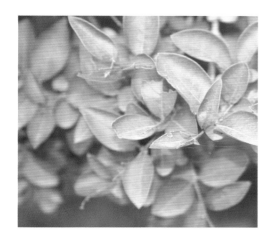

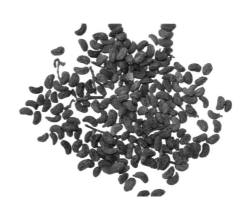

传统药膳

◎ 女贞子粥

原料：女贞子15克，粳米100克，白糖适量。

制法：将女贞子洗净，放入锅中，加清水适量，水煎取汁；再加粳米煮粥，待熟时调入白糖，再煮一二沸即成。

用法：每日1剂。

功效：滋补肝肾，明目养阴。

适用：肝肾阴虚所致的头目眩晕、视物昏花、眼目干涩、视力减退、腰膝酸软、须发早白、胁肋疼痛等。

◎ 贞杞猪肝

原料：女贞子、枸杞子各30克，猪肝250克，姜、葱、香油、酱油、蒜、醋各适量。

制法：猪肝洗净，用牙签在猪肝上随意刺透10余次；葱、姜切片，蒜捣成泥；女贞子、枸杞子洗净，放入砂锅内加水适量，用小火煮30分钟后放入猪肝，继续煮30分钟，取出猪肝切片装盘，用酱油、香油、醋、葱、姜调汁淋在猪肝上即可。

用法：佐餐用，每日1～2次。

功效：滋补肝肾。

适用：化疗或放疗后所致白细胞减少。

◎ 女贞子炖肉

原料：女贞子100克，猪肉500克，调料适量。

制法：猪肉切成小块；女贞子装纱布袋，扎紧口。同放砂锅内，加水适量，炖至肉熟烂，入调料。

用法：每日分次食100克肉，连用10–15日。

功效：补肾益精，明目。

适用：肝肾阴虚型近视眼。

◎ 女贞桑葚旱莲酒

原料：女贞子80克，桑葚子、墨旱莲各100克，黄酒1000毫升。

制法：将桑葚子捣烂，墨旱莲捣为粗末，二味与女贞子同装入细纱布袋中，扎紧袋口，置入装有黄酒的瓷坛内，加盖密封，置阴凉处，每日摇动数次。浸泡15日后，去掉药袋即可饮用。

用法：每日1次，每次20毫升，晚上空腹温饮。

功效：补益肝肾，凉血滋阴，乌发延年。

适用：肝肾阴虚引起的须发早白。

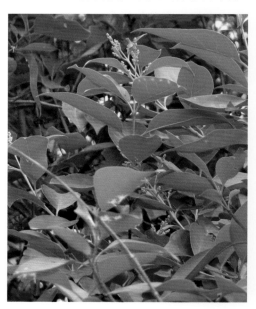

辛夷

【原文】味辛，温。主五脏、身体寒热，风头脑痛，面䵟。久服下气，轻身，明目，增年耐老。一名辛矧，一名侯桃，一名房木。生山谷。

今释

性味归经 辛，温。归肺、胃经。

功效主治 散风寒，通鼻窍。用于风寒头痛、鼻塞流涕、鼻鼽、鼻渊。

用量用法 3～10克，煎服，宜包煎。外用：适量。

使用禁忌 阴虚火旺者忌服。

来　　源 本品为木兰科植物望春花、玉兰或武当玉兰的干燥花蕾。

形态特征 玉兰叶倒卵形至倒卵状矩圆形，长10～18厘米，宽6～10厘米，先端阔而突尖，基部渐狭，上面有光泽，下面被柔毛。花大，白色，直径10～15厘米，萼片与花瓣共9，无明显区别，倒卵形或倒卵状矩圆形。

采收加工 冬末春初花未开放时采收，除去枝梗，阴干。

别　　名 木兰、春花、木笔花、望春花、紫玉兰、白玉兰、二月花、广玉兰。

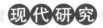
现代研究

化学成分 望春花花蕾含挥发油，油中含望春花素、a–菠烯、桉叶素等，并含生物碱、木脂素。玉兰花蕾含挥发油，油中含柠檬醛、丁香油酚、桉叶素、生物碱等。武当玉兰花蕾含挥发油、柳叶木兰碱、武当玉兰碱等成分。

药理作用 辛夷有收缩鼻黏膜血管的作用，能保护鼻黏膜，并促进黏膜分泌物的吸收，减轻炎症，乃至鼻腔通畅。辛夷浸剂或煎剂对动物有局部麻醉作用。辛夷水或醇提取物有降压作用。水煎剂对横纹肌有乙酰胆碱样作用，并能兴奋子宫平滑肌，亢奋肠运动；对多种致病菌有抑制作用。挥发油有镇静、镇痛、抗过敏、降血压作用。

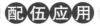
配伍应用

外感风寒、肺窍郁闭、恶寒发热、头痛鼻塞： 可配伍防风、白芷、细辛等。

鼻渊头痛、鼻塞流涕：常与白芷、细辛、苍耳子等同用，如苍耳子散（《济生方》）。

偏风热者：多与薄荷、连翘、黄芩等同用。

肺胃郁热发为鼻疮者：可与黄连、连翘、野菊花等配伍。

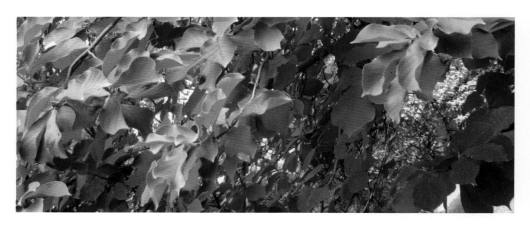

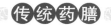
传统药膳

◎ 辛夷菊花茶

原料：辛夷、菊花各15克。

制法：将辛夷、菊花用滚开水浸15分钟。

用法：代茶饮。

功效：通窍消炎。

适用：鼻炎、鼻窦炎患者。

◎ 辛夷苏叶茶

原料：辛夷花6克，紫苏叶9克，姜、葱各适量。

制法：上2味共制成粗末，用纱布包好，以沸水冲泡。

用法：每日1剂，代茶频饮。

功效：疏散风寒，宣通鼻窍。

适用：鼻炎、鼻窦炎患者。

◎ 辛夷热红茶

原料：辛夷花3克，红茶2克，红糖15克。

制法：先将辛夷花拣去杂质，晒干，与红茶同放入杯中，用刚煮沸的水冲泡，加盖闷15分钟，加入适量红糖，拌匀即成。

用法：代茶频频饮用。一般可冲泡3～5次，红糖视冲泡次数分配。

功效：消炎通窍。

适用：风寒型单纯性慢性鼻炎。

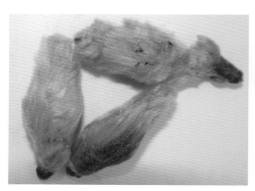

阿胶

【原文】味甘，平。主心腹内崩，劳极洒洒如疟状，腰腹痛，四肢酸疼，女子下血，安胎。久服轻身益气。一名傅致胶。

今释

性味归经　甘，平。归肺、肝、肾经。

功效主治　补血滋阴，润燥，止血。用于血虚萎黄、眩晕心悸、肌痿无力、心烦不眠、虚风内动、肺燥咳嗽、劳嗽咯血、吐血尿血、便血崩漏、妊娠胎漏。

用量用法　3～9克，入汤剂宜烊化冲服。

使用禁忌　胃弱便溏者慎用。

来　　源　本品为马科动物驴的干燥皮或鲜皮经煎煮、浓缩制成的固体胶。

形态特征　驴，体型比马小，体重一般200千克左右。驴的头型较长，眼圆，其上生有1对显著的长耳。颈部长而宽厚，颈背鬃毛短而稀少。躯体匀称，四肢短粗，蹄质坚硬。尾尖端处生有长毛。驴的体色主要以黑、栗、灰三种为主。阿胶药材呈整齐的长方形块状，长约8.5厘米，宽约3.7厘米，厚0.7～1.5厘米。表皮棕黑色或乌黑色，平滑，有光泽。断面棕黑色或乌黑色，平滑，有光泽。

采收加工　将驴皮浸泡去毛，切块洗净，分次水煎，过滤，合并滤液，浓缩（可分别加入适量的黄酒、冰糖、豆油）至稠膏状，冷凝，切块，晾干，即得。

别　　名　驴皮胶。

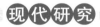现代研究

化学成分　阿胶多由骨胶原组成，经水解后得到多种氨基酸，如赖氨酸、精氨酸、组氨酸、胱氨酸、色氨酸、羟脯氨酸、天门冬氨酸、苏氨酸、丝氨酸、谷氨酸、脯氨酸、甘氨酸、丙氨酸等。

药理作用　先用放血法，使犬血红蛋白、红细胞下降，然后喂服阿胶制品，结果证明阿胶有显著的补血作用，疗效优于铁剂。服阿胶者血钙浓度有轻度增高，但凝血时间没有明显变化。以Vassili改良法造成家兔慢性肾炎模型，服用阿胶后2周即获正氮平衡，而对照组仍为负平衡。

配伍应用

血虚诸症、出血而致血虚：单用本品即效，亦常配熟地黄、当归、芍药等用，如阿胶四物汤（《杂病源流犀烛》）。

气虚血少所致心动悸、脉结代：与桂枝、甘草、人参等同用，如炙甘草汤（《伤寒论》）。

阴虚血热吐衄：常配伍蒲黄、生地黄等。

肺破嗽血：配人参、天冬、白及等，如阿胶散（《仁斋直指方》）。

血虚血寒所致崩漏下血等症：可与熟地黄、当归、芍药等同用，如胶艾汤（《金匮要略》）。

脾气虚寒便血或吐血等症：配白术、灶心土、附子等用，如黄土汤（《金匮要略》）。

肺热阴虚、燥咳痰少、咽喉干燥、痰中带血、肺阴虚燥咳：常配马兜铃、牛蒡子、杏仁等用，如补肺阿胶汤（《小儿药证直诀》）。

燥邪伤肺、干咳无痰、心烦口渴、鼻燥咽干等：可与桑叶、杏仁、麦冬等同用，如清燥救肺汤（《医门法律》）。

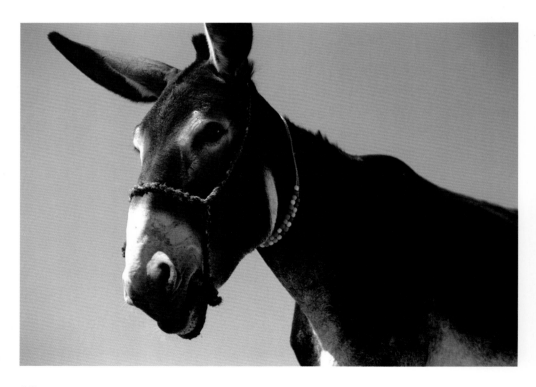

热病伤阴、肾水亏而致心火亢、心烦不得眠：常与黄连、白芍等同用，如黄连阿胶汤（《伤寒论》）。

温热病后期、真阴欲竭、阴虚风动、手足瘛疭：可与龟甲、鸡子黄等养阴息风药同用，如大、小定风珠（《温病条辨》）。

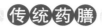

传统药膳

◎ **阿胶益寿粥**

原料：粳米或小米100克，阿胶15克（砸碎），冰糖50克。

制法：将上味药一同放入锅中做成粥，可供3～5人食用。

用法：温服，可经常食用。

功效：补血益肾，乌发美容，延年益寿。

适用：面色苍白、头发早白等。

◎ **阿胶糯米粥**

原料：阿胶20～30克，糯米100克，红糖15克。

制法：先将糯米淘洗干净，入锅加清水煮沸，待粥熟时，放入捣碎的阿胶粒，边煮边搅均匀，加入红糖食之。

用法：每食适量。

功效：滋阴补虚，益肺安胎，养血止血。

适用：血虚咳嗽、久咳咯血、吐血、衄血、大便出血、月经过多、胎动不安等。

大枣

【原文】味甘，平。主心腹邪气，安中养脾，助十二经，平胃气，通九窍，补少气、少津液，身中不足，大惊，四肢重；和百药。久服轻身长年。叶，覆麻黄能令出汗。生平泽。

今释

性味归经　甘，温。归脾、胃、心经。

功效主治　补中益气，养血安神。用于脾虚食少、乏力便溏、妇人脏躁。

用量用法　6～15克，砸破煎服。

使用禁忌　凡有湿痰、积滞、齿病、虫病者，均不相宜。糖尿病患者切忌多食。

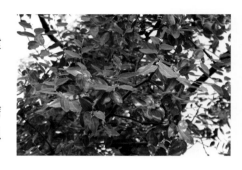

来　　源　本品为鼠李科植物枣的干燥成熟果实。

形态特征　枣树为灌木或小乔木，高约10米。小叶有成对的针刺，嫩枝有微细毛。叶互生，椭圆状卵形或卵状披针形，先端稍钝，基部偏斜，边缘有细锯齿，基出3脉。花较小，淡黄绿色，2～3朵集成腋生的聚伞花序。核果卵形至长圆形，熟时深红色。

采收加工　秋季采摘成熟果实，晒干；或烘炕至皮软再晒干。

别　　名　红枣、小枣。

现代研究

化学成分　本品含有机酸、三萜苷类、生物碱类、黄酮类、糖类、维生素类、氨基酸、挥发油、微量元素等成分。

药理作用　大枣能增强肌力，增加体重；能增加胃肠黏液，纠正胃肠病损，保护肝脏；有增加白细胞内cAMP含量，抗变态反应作用；有镇静催眠作用；还有抑制癌细胞增殖、抗突变、镇痛及镇咳、祛痰等作用。

配伍应用

脾气虚弱、消瘦、倦怠乏力、便溏等症：单用有效；气虚乏力较甚，宜与人参、白术等配伍。

脏躁、自悲、自哭、自笑：单用有效，常与浮小麦、甘草配伍，如甘麦大枣汤（《金匮要略》）。

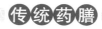

传统药膳

◎ **大枣粥**

原料：大枣15枚，粳米100克。

制法：将大枣洗净，用清水浸泡至软，与淘洗干净的粳米同入锅中，加水适量煮成稀粥。

用法：每日早、晚餐食用。

功效：补气养血，健脾益胃。

适用：老人胃虚食少、脾虚便溏、气血不足、贫血、慢性肝炎、营养不良、病后体虚、羸瘦衰弱等。

◎ **大枣煨猪肘**

原料：大枣500克，猪肘1000克，黑木耳20克，盐、糖、味精各适量。

功效：将猪肘刮去毛，洗净，在锅内加水煮开，除去腥味后取出，移至砂锅内，加水适量，放入大枣及浸发的黑木耳，用文火煨煮，待猪肘熟烂，汤汁黏稠浓厚，加入盐、糖、味精适量调味即成。

用法：分数次佐餐食用。

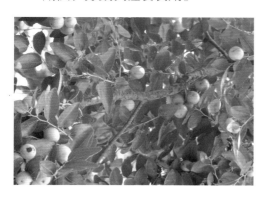

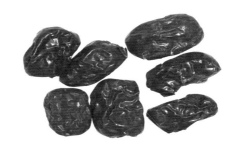

功效：健脾益肾，补虚健脑。

适用：脾胃虚弱者。

◎ **大枣五味汤**

原料：大枣30克（去核），五味子10克，冰糖适量。

制法：大枣、五味子，加水500毫升，烧开后，小火炖至酥烂，放入冰糖，炖至糖溶。

用法：分1～2次食枣喝汤，连服5-7日。

功效：清热，保肝。

适用：血清谷丙转氨酶升高者。

◎ **大枣百合汤**

原料：大枣50克，百合30克，白糖适量。

制法：大枣、百合洗净，加清水800毫升，小火慢熬至酥烂，加入白糖溶化。

用法：分1～2次服用。

功效：清热利湿，止咳平喘。

适用：肺结核日久、咳嗽、食欲不振。

冬瓜子

【原文】味甘，平。主令人悦泽，好颜色，益气不饥。久服轻身耐老。一名水芝。生平泽。

今释

性味归经 甘，微寒。归肺、大肠经。

功效主治 清肺化痰，利湿排脓。用于肺热咳嗽、肺痈、肠痈、淋病、水肿、脚气、痔疮、鼻面酒糟等。

用量用法 10～15克，煎服，或研末服。外用：适量，煎水洗或研膏涂敷。

使用禁忌 久服寒中。

来　　源 本品为葫芦科植物冬瓜的种子。

形态特征 冬瓜为一年生攀缘草本。茎长大粗壮而略呈方形，密被黄褐色刺毛，卷须分枝。单叶互生；具长柄，柄长约10厘米；叶片阔卵形或近于肾形，长15～30厘米，宽与长几相等，具5～7棱角或呈浅裂状，先端尖，基部心形，边缘具锯齿，两面均被粗毛，叶脉网状。花单性，雌雄同株，单生于叶腋；雄花花梗长5～15厘米，花萼管状，5裂，裂片三角状卵形，边缘具锯齿，花冠黄色，5裂几至基部，直径6～10厘米，花瓣外展，长3～5厘米。瓠果肉质，椭圆形或长方状椭圆形，有时近圆形，果皮淡绿色，表面具一层白色蜡质的粉末，果肉白色肥厚；果梗圆柱形，具纵槽；种子多数，白色或黄白色，卵形或长卵形，边缘通常具1棱边，有的栽培品种边缘平滑。花期5-6月，果期6-8月。

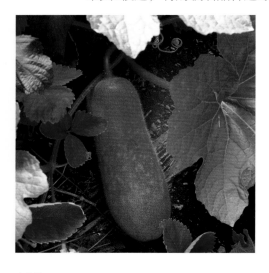
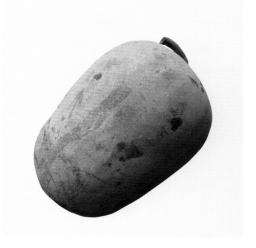

采收加工 将冬瓜子筛净泥屑，炒至黄色，取出晾凉。

别　　名 甘瓜子、冬瓜仁。

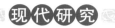

现代研究

化学成分 种子含皂甙0.68％、脂肪、尿素、瓜氨酸等。同属植物 *Benincasa ccrifera* 种子的脂肪油中含亚油酸62.3％，油酸21.9％，饱和脂肪酸15.6％，种子中并分离出少量腺嘌呤、胡芦巴碱等。

药理作用 免疫促进作用：冬瓜子热水提取后，经透析得透析内液，此液对小鼠淋巴细胞的致丝裂活性呈浓度依赖性。透析内液为B细胞致丝裂剂，有PBA（无性系B细胞激活剂）活性及佐剂活性，使PFC（宽斑形成细胞）数显著增高，呈现免疫促进作用。对胰蛋白酶的抑制作用：从冬瓜子中分离纯化出胰蛋白酶抑制剂，得到4个具有抑制胰蛋白酶活力的组分，其中两个组分属小分子胰蛋白酶抑制剂。

配伍应用

水肺痈：冬瓜仁与苇茎、薏苡仁、桃仁同用，如千金苇茎汤（《金匮要略》）。

肠痈脓未成，少腹肿痞，按之即痛，如淋，小便自调，时时发热，自汗出，复恶寒，其脉迟紧者：冬瓜仁与大黄、牡丹皮、桃仁、芒硝同用，如大黄牡丹汤（《金匮要略》）。

男子白浊、女子白带：陈冬瓜仁炒为末，每空腹米饮服。（《救急易方》）

消渴不止、小便多：干冬瓜子、麦冬、黄连同用，水煎饮服。（《摘元方》）

传统药膳

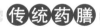

◎ **冬瓜豆腐汤**

原料：冬瓜子30克，豆腐500～1000克。

制法：将豆腐切成块，与冬瓜子同入砂锅内，加适量水煮20分钟即可。

用法：佐餐食用。

功效：化痰止咳。

适用：咳嗽多痰、慢性气管炎。

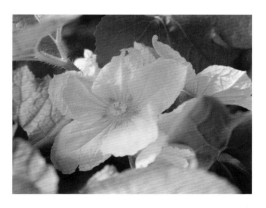

◎ 冬瓜子粥

原料：冬瓜子30克（干品15克），粳米100克。

制法：冬瓜子煎水去渣，同米煮粥。

用法：随意服食。

功效：利尿消肿。

适用：小便不利、身体浮肿者。

◎ 白果冬瓜莲子饮

原料：冬瓜子40克，白果（去壳）8枚，莲子（去心）30克。

制法：上3味洗净，一同放入锅中，加适量水，用小火炖30分钟，至莲子熟烂后加入白糖15克即成。

用法：每日上、下午分服。

功效：健脾益气，利湿止带。

适用：老年性阴道炎，证属脾虚者。

◎ 冬瓜子饮

原料：冬瓜子500克。

制法：冬瓜子以绢袋盛，投入沸汤中，片刻取出，曝干，如此3次，再放入清苦酒中浸泡2夜，曝干研为末。

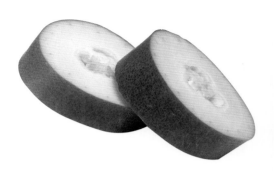

用法：每日9克。

功效：令人肥悦，明目，延年不老，白净如玉。

适用：视物模糊、面色萎黄者。

◎ 冬瓜子粉

原料：冬瓜子500克。

制法：将冬瓜子烘干研末。

用法：每服50克，每日2次。

功效：养血滋阴。

适用：眩晕、头胀痛、眼昏花等。

◎ 冬瓜子酒

原料：冬瓜子1000克，黄酒2500毫升。

制法：冬瓜子炒黄研碎，放于酒坛内，倒入黄酒，密封坛口，浸泡10日后即成。

用法：每日2次，每次15～20毫升。

功效：祛湿利尿，解毒消炎，滋阴补肾。

适用：妇女带下、肾虚尿浊等。

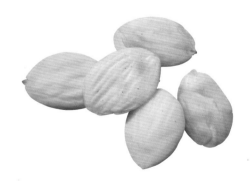

黑芝麻

【原文】 味甘，平。主伤中虚羸，补五内，益气力，长肌肉，填髓脑。久服轻身不老。一名巨胜。生川泽。叶名青蘘。青蘘，味甘，寒。主五脏邪气，风寒湿痹，益气，补脑髓，坚筋骨。久服耳目聪明，不饥不老增寿，巨胜苗也。

今 释

性味归经 甘，平。归肝、肾、大肠经。

功效主治 补肝肾，益精血，润肠燥。用于精血亏虚、头晕眼花、耳鸣耳聋、须发早白、病后脱发、肠燥便秘。

用量用法 9～15克。

使用禁忌 脾虚便溏者慎服。

来　　源 本品为脂麻科植物脂麻的干燥成熟种子。

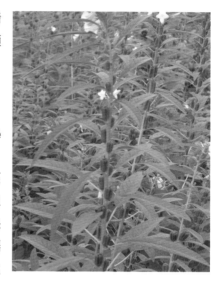

形态特征 脂麻为一年生草本，高约1米。茎直立，四棱形，稍有柔毛。叶对生或上部叶互生，上部叶披针形或狭椭圆形，全缘，中部叶卵形，有锯齿，下部叶3裂。花单生或2～3朵生叶腋，花萼裂片披针形；花冠白色或淡紫色。蒴果四棱状长椭圆形，上下几等宽，顶端稍尖，有细毛；种子多数，黑色、白色或淡黄色。

采收加工 秋季果实成熟时采剖植株，晒干，打下种子，除去杂质，再晒干。

别　　名 芝麻。

现代研究

化学成分 本品含脂肪油（油中含油酸、亚油酸等）、植物蛋白、氨基酸、木脂素、植物甾醇、糖类、磷脂及10余种微量元素，还含烟酸、核黄素、维生素E、细胞色素C、胡麻苷等。

药理作用 黑芝麻有抗衰老作用，可使实验动物的衰老现象推迟发生；所含亚油酸可降低血中胆固醇含量，有防治动脉硬化作用；可使实验动物的肾上腺皮质功能受到某种程度的抑制；可降低血糖，并增加肝脏及肌肉中糖原含量，但大剂量下可使糖原含量下降；所含脂肪油能滑肠通便。

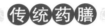

配伍应用

精亏血虚、肝肾不足引起的头晕眼花、须发早白、四肢无力等：配伍桑叶为丸服，如扶桑至宝丹（《寿世保元》）；亦常配伍巴戟天、熟地黄等，以延年益寿。

精亏血虚所致肠燥便秘：可单用，或与肉苁蓉、紫苏子、火麻仁等同用。

传统药膳

◎ **芝麻核桃粥**

原料：黑芝麻50克，核桃仁100克，粳米适量。

制法：黑芝麻、核桃仁捣碎，粳米洗净，加水适量煮成粥。

用法：每食适量。

功效：补肾润燥，健脑和中。

适用：身体虚弱、头发早白、大便干燥、头晕目眩等。

◎ **芝麻蛋蜜糊**

原料：黑芝麻250克，鸡蛋1个，蜂蜜适量。

制法：黑芝麻炒香至脆，研末。用鸡蛋、黑芝麻末调和均匀后，用滚开水冲成蛋糊，加蜂蜜调服。

用法：每日2～3次。

功效：补阴血，养肝肾，乌须发。

适用：平素体弱、未老先衰、须发早白、气虚便秘。

◎ **黑芝麻桃松糊**

原料：黑芝麻、胡桃仁、松子仁各30克，蜂蜜适量。

制法：将芝麻、胡桃仁、松子仁捣烂，加适量蜂蜜调均匀，用温开水冲服。

用法：每日1次，常服。

功效：滋阴润肠。

适用：阴虚肠燥大便秘结者。

◎ **芝麻养血茶**

原料：黑芝麻6克，茶叶3克。

制法：芝麻炒黄，与茶加水煎煮10分钟。

用法：汤饮并食芝麻与茶叶。

功效：滋补肝肾，养血润肺。

适用：肝肾亏虚、皮肤粗糙、毛发黄枯或早白、耳鸣等。

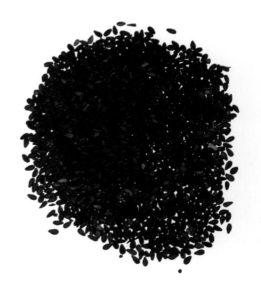

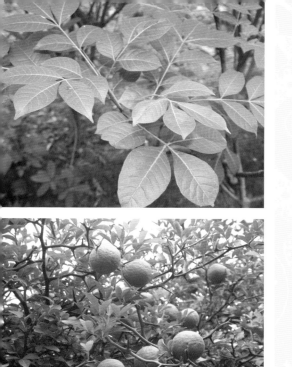

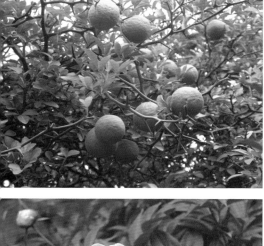

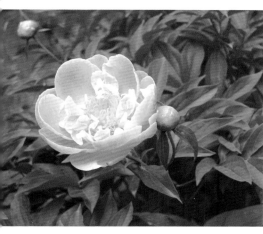

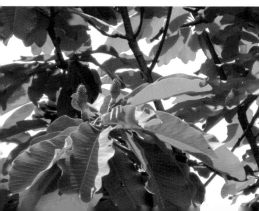

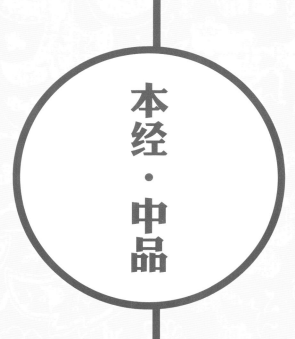

本经·中品

石膏

【原文】味辛，微寒。主中风寒热，心下逆气，惊，喘，口干舌焦不能息，腹中坚痛，除邪鬼，产乳，金疮。生山谷。

今释

性味归经　甘、辛，大寒。归肺、胃经。

功效主治　清热泻火，除烦止渴。用于外感热病、高热烦渴、肺热喘咳、胃火亢盛、头痛、牙痛。

用量用法　15～60克，先煎。

使用禁忌　脾胃虚寒及血虚、阴虚发热者忌服。

来　　源　本品为硫酸盐类矿物硬石膏族石膏，主含含水硫酸钙。

形态特征　单斜晶系。晶体常作板状，集合体常呈致密粒状、纤维状或叶片状。颜色通常为白色，结晶体无色透明，当成分不纯时可呈现灰色、肉红色、蜜黄色或黑色等。条痕白色。透明至半透明。解理面呈玻璃光泽或珍珠状光泽，纤维状者呈绢丝光泽。片状解理显著。断口贝状至多片状。硬度1.5～2，比重2.3。具柔性和挠性。

采收加工　采挖后，除去泥沙及杂石。

别　　名　细石、细理石。

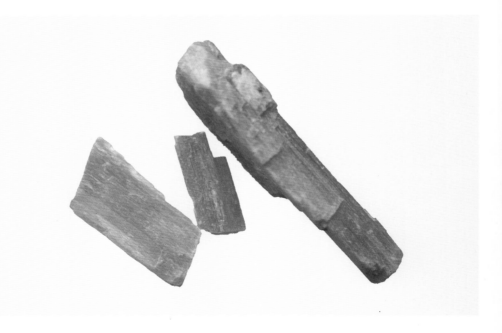

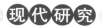

化学成分 本品的主要成分为含水硫酸钙（$CaSO_4 \cdot 2H_2O$），含量不少于95％。

药理作用 生石膏退热的动物实验，结论不甚一致。白虎汤有明显的解热作用；石膏浸液对离体蟾蜍心及兔心小剂量时兴奋，大剂量时抑制；石膏有提高肌肉和外周神经兴奋性的作用；对家兔离体小肠和子宫，小剂量石膏使之振幅增大，大剂量则紧张度降低，振幅减小；石膏在Hands液中能明显增强兔肺泡巨噬细胞对白色葡萄球菌死菌及胶体金的吞噬能力，并能促进吞噬细胞的成熟；石膏液能使烧伤大鼠降低了的T细胞数、淋转百分率、淋转CPM值显著恢复；石膏有缩短血凝时间、利尿、增加胆汁排泄等作用。

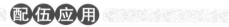

温热病气分实热（症见壮热、烦渴、汗出、脉洪大）：常与知母相须为用，如白虎汤（《伤寒论》）。

温病气血两燔（症见壮热、神昏谵语、发斑）：配清热凉血之玄参等，如化斑汤（《温病条辨》）。

暑热初起、伤气耗阴或热病后期、余热未尽、气津两亏（症见身热、心烦、口渴）：如竹叶石膏汤（《伤寒论》）。

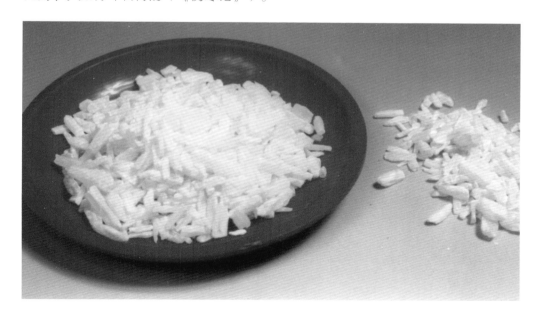

肺热喘咳、发热口渴： 配麻黄、杏仁等，如麻杏石甘汤（《伤寒论》）。

胃火上攻所致牙龈肿痛： 常配黄连、升麻等同用，如清胃散（《外科正宗》）；胃火头痛，可配川芎用，如石膏川芎汤（《云岐子保命集论类要》）。

胃热上蒸、耗伤津液所致消渴症： 配知母、生地黄、麦冬等，如玉女煎（《景岳全书》）。

溃疡不敛： 可配红粉研末置患处，如九一散（《中国药典》2000年版）。

湿疹瘙痒： 可配枯矾用，如二味隔纸膏（《景岳全书》）。

湿疮肿痒： 可配黄柏研末外掺，如石黄散（《青囊秘传》）。

水火烫伤： 可配青黛用，如牡蛎散（《外台秘要》）。

外伤出血： 煅石膏研末外撒。

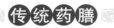

传统药膳

◎ **石膏粳米汤**

原料：生石膏、粳米各60克。

制法：上2味加水600毫升，煎至米熟烂，约得清汁400毫升。

用法：趁热饮用。

功效：清热泻火，除烦止渴。

适用：外感二三日后，身体壮热，不恶寒而心中烦热；或温热病，症见邪热在气分、壮热头痛、口干烦渴、脉洪大有力者。

◎ **石膏煮猪肝**

原料：石膏末3克，猪肝1片。

制法：将猪肝薄切，撒石膏末在上，缠定，砂锅内煮熟。

用法：切食之，每日1次。

功效：养肝，清热，明目。

适用：雀目夜昏、百治不效。

防风

【原文】味甘，温。主大风头眩痛，恶风，风邪目盲无所见，风行周身骨节疼痹，烦满。久服轻身。一名铜芸。生川泽。

今释

性味归经	辛、甘，微温。归膀胱、肝、脾经。
功效主治	祛风解表，胜湿止痛，止痉。用于感冒头痛、风湿痹痛、风疹瘙痒、破伤风。
用量用法	5～10克，煎服。
使用禁忌	阴虚火旺、血虚发痉者谨用。
来　　源	本品为伞形科植物防风的干燥根。
形态特征	防风为多年生草本，高30～80厘米，全体无毛。茎单生，2歧分枝。基生叶有长柄，2～3回羽状分裂，裂片楔形，有3～4缺刻。顶生叶具扩展叶鞘，复伞形花序，顶生；白色。双悬果卵形，幼嫩时具疣状突起，成熟时裂开成2分果，悬挂在二果柄的顶端，分果有棱。
采收加工	春、秋两季采挖未抽花茎植株的根，除去须根及泥沙，晒干。
别　　名	山芹菜、白毛草。

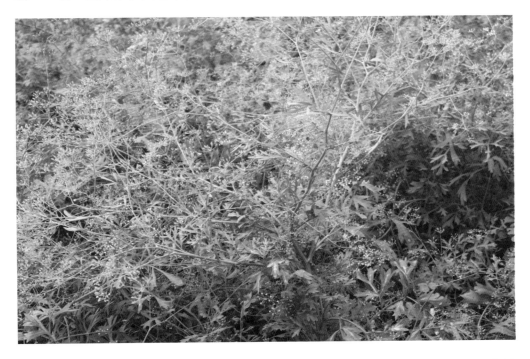

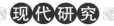

现代研究

化学成分 本品含挥发油、甘露醇、β-谷甾醇、苦味苷、酚类、多糖类及有机酸等。

药理作用 本品有解热、抗炎、镇静、镇痛、抗惊厥、抗过敏作用。防风新鲜汁对铜绿假单胞菌和金黄色葡萄球菌有一定抗菌作用，煎剂对志贺菌属、溶血性链球菌等有不同程度的抑制作用，并有增强小鼠腹腔巨噬细胞吞噬功能的作用。

配伍应用

风寒表证，头痛身痛，恶风寒：常与荆芥、羌活、独活等同用，如荆防败毒散（《摄生众妙方》）。

外感风湿，头痛如裹，身重肢痛：每与羌活、藁本、川芎等同用，如羌活胜湿汤（《内外伤辨惑论》）。

风热表证，发热恶风，咽痛口渴：常配伍薄荷、蝉蜕、连翘等，如玉屏风散（《丹溪心法》）。

风寒皮肤瘙痒：常与麻黄、白芷、苍耳子等配伍。

风热皮肤瘙痒：常配伍薄荷、蝉蜕、僵蚕等；湿热，可与土茯苓、白鲜皮、赤小豆等同用。

血虚风燥瘙痒：常与当归、地黄等配伍。

瘙痒兼里实热结：常配伍大黄、芒硝、黄芩等，如防风通圣散（《宣明论方》）。

风寒湿痹、肢节疼痛、筋脉挛急：可配伍羌活、独活、桂枝、姜黄等，如蠲痹汤（《医学心悟》）。

风寒湿邪郁而化热、关节红肿热痛，成为热痹：可与地龙、薏苡仁、乌梢蛇等同用。

风毒内侵，贯于经络，引动内风而致肌肉痉挛、四肢抽搐、项背强急、角弓反张的破伤风证：常与天麻、天南星、白附子等同用，如玉真散（《外科正宗》）。

脾虚湿盛、清阳不升所致泄泻：可与人参、黄芪、白术等配伍，如升阳益胃汤（《脾胃论》）。

土虚木乘、肝郁侮脾、肝脾不和、腹泻而痛：常与白术、白芍、陈皮同用，如痛泻要方（引《景岳全书》刘草窗方）。

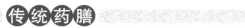

传统药膳

◎ **防风粥**

原料：防风10～15克，粳米30～60克，葱白2茎。

制法：先以防风、葱白水煎取汁，去渣；另用粳米煮粥，待粥将熟时加入药汁，煮成稀粥。

用法：趁热温服。

功效：祛风解表，散寒止痛。

适用：头身疼痛、骨节酸痛、头风头痛等。

◎ **藿香荆芥防风粥**

原料：藿香、荆芥各5克，防风10克，粳米50克。

制法：将防风、荆芥、藿香共入锅中，水煎去渣取汁，再同粳米煮为稀粥。

用法：每日1剂，连用3～5日为1个疗程。

功效：驱邪解表，和胃止呕。

适用：外邪犯胃引起的呕吐。

◎ **防风薏米粥**

原料：防风10克，薏苡仁30克。

制法：将防风、薏苡仁洗净加入适量水，煮成粥即可。

用法：每日1次，连服1周。

功效：清热除痹。

适用：各类风湿性关节炎。

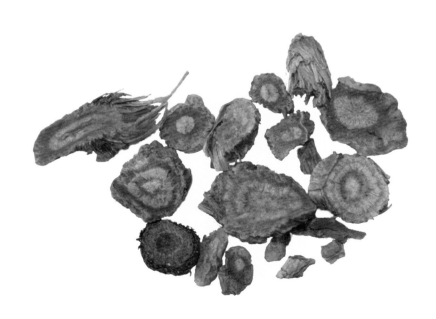

秦艽

【原文】味苦，平。主寒热邪气，寒湿风痹，肢节痛，下水，利小便。生川谷。

今释

性味归经 辛、苦，平。归胃、肝、胆经。

功效主治 祛风湿，清湿热，止痹痛，退虚热。用于风湿痹痛、中风半身不遂、筋脉拘挛、骨节酸痛、湿热黄疸、骨蒸潮热、小儿疳积发热。

用量用法 3～10克，煎服。

使用禁忌 久痛虚羸，溲多、便滑者忌服。

来　　源 本品为龙胆科植物秦艽、麻花秦艽、粗茎秦艽或小秦艽的干燥根。前三种按性状不同分别习称"秦艽"和"麻花艽"，后一种习称"小秦艽"。

形态特征 秦艽为多年生草本，高30～60厘米。茎单一，圆形，节明显，斜升或直立，光滑无毛。基生叶较大，披针形，先端尖，全缘，平滑无毛；茎生叶较小，对生，叶基连合，叶片平滑无毛。聚伞花序由多数花簇生枝头或腋生作轮状，花冠蓝色或蓝紫色。蒴果长椭圆形；种子细小，圆形，棕色，表面细网状，有光泽。

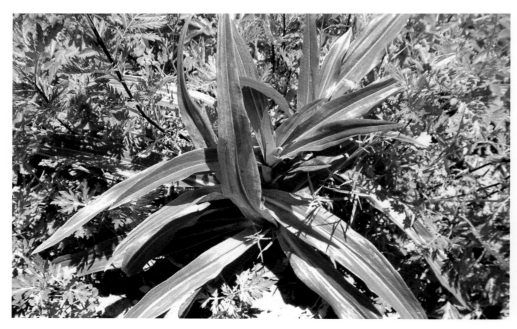

采收加工 春、秋两季采挖，除去泥沙；秦艽及麻花艽晒软，堆置"发汗"至表面呈红黄色或灰黄色时，摊开晒干，或不经"发汗"直接晒干；小秦艽趁鲜时搓去黑皮，晒干。

别　　名 秦胶、秦纠、大艽、西大艽、西秦艽。

现代研究

化学成分 本品含秦艽碱甲、乙、丙，龙胆苦苷，当药苦苷，褐煤酸，褐煤酸甲酯，栎瘿酸，α–香树脂醇，β–谷甾醇等。

药理作用 秦艽具有镇静、镇痛、解热、抗炎作用；能抑制反射性肠液的分泌；能明显降低胸腺指数，有抗组胺作用；对病毒、细菌、真菌皆有一定的抑制作用。秦艽碱甲能降低血压、升高血糖；龙胆苦苷能抑制CC14所致转氨酶升高，具有抗肝炎作用。

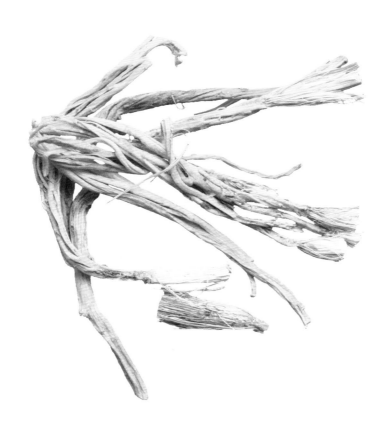

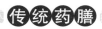

风寒湿痹： 配天麻、羌活、当归、川芎等，如秦艽天麻汤（《医学心悟》）。

中风口眼㖞斜、言语不利、恶风恶寒： 与升麻、葛根、防风、芍药等配伍，如秦艽升麻汤（《卫生宝鉴》）。

血虚中风： 与当归、熟地黄、白芍、川芎等同用，如秦艽汤（《不知医必要》）。

骨蒸日晡潮热： 常与青蒿、地骨皮、知母等同用，如秦艽鳖甲散（《卫生宝鉴》）。

肺痿骨蒸劳嗽： 与人参、鳖甲、柴胡等配伍，如秦艽扶羸汤（《杨氏家藏方》）。

小儿疳积发热： 多与薄荷、炙甘草配伍，如秦艽散（《小儿药证直诀》）。

湿热黄疸： 可与茵陈、栀子、大黄等配伍，如山茵陈丸（《圣济总录》）。

传统药膳

◎ **秦艽奶**

原料：秦艽20克，牛奶500毫升。

制法：把秦艽与牛乳同煮，去渣。

用法：温食，每日2次。

功效：补虚，解毒，燥湿，利胆。

适用：黄疸、心烦热、口干、尿黄少等。

◎ **秦艽饮**

原料：秦艽10克，炙甘草3克。

制法：将秦艽、炙甘草洗净，用水煎煮，取汁200毫升。

用法：代茶饮用，每日1剂。

功效：祛风湿，止痹痛，清湿热。

适用：风湿痹痛、关节拘挛及肩周炎等。

黄芪

【原文】味甘，微温。主痈疽久败疮，排脓止痛，大风癞疾，五痔鼠瘘，补虚小儿百病。一名戴糁。生山谷。

今释

性味归经 甘，微温。归肺、脾经。

功效主治 补气升阳，固表止汗，利水消肿，生津养血，行滞通痹，托毒排脓，敛疮生肌。用于气虚乏力、食少便溏、中气下陷、久泻脱肛、便血崩漏、表虚自汗、气虚水肿、内热消渴、血虚萎黄、半身不遂、痹痛麻木、痈疽难溃、久溃不敛。

用量用法 9～30克，煎服。蜜炙可增强其补中益气的作用。

使用禁忌 表实邪盛、气滞湿阻、食积停滞、痈疽初起或溃后热毒尚盛等实证，以及阴虚阳亢者，均禁服。

来　　源 本品为豆科植物蒙古黄芪或膜荚黄芪的干燥根。

形态特征 蒙古黄芪为多年生草本。茎直立，高40～80厘米。奇数羽状复叶，小叶12～18对，小叶片小，宽椭圆形或长圆形，两端近圆形，上面无毛，下面被柔毛，托叶披针形。总状花序腋生，常比叶长，花5～20。花萼钟状，密被短柔毛，花冠黄色至淡黄色，子房光滑无毛。荚果膜质，膨胀，半卵圆形，均无毛。

采收加工 春、秋两季采挖，除去须根及根头，晒干。

别　　名 箭芪、红芪、绵芪、独芪、白皮芪。

现代研究

化学成分 本品主要含苷类、多糖、黄酮、氨基酸、微量元素等。

药理作用 黄芪能促进机体代谢、抗疲劳、促进血清和肝脏蛋白质的更新；有明显的利尿作用，能消除实验性肾炎尿蛋白；能改善贫血动物现象；能升高低血糖，降低高血糖；能兴奋呼吸；能增强和调节机体免疫功能，对干扰素系统有促进作用，可提高机体的抗病力；对流感病毒等多种病毒所致细胞病变有轻度抑制作用，对流感病毒感染小鼠有保护作用；有较广泛的抗菌作用；黄芪在细胞培养中，可使细胞数明显增多，细胞生长旺盛，寿命延长；能增强心肌收缩力，保护心血管系

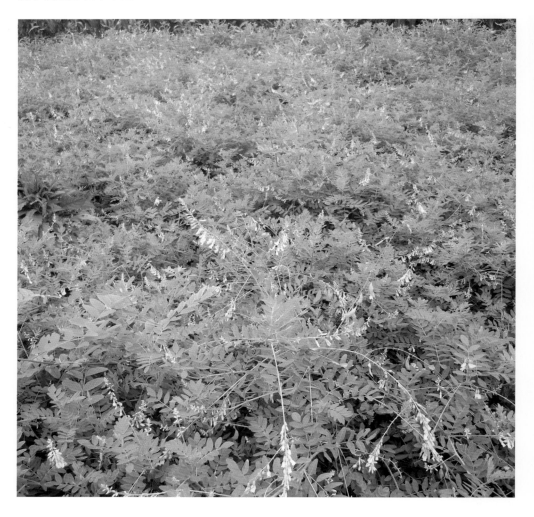

统，抗心律失常，扩张冠状动脉和外周血管，降低血压，能降低血小板黏附力，减少血栓形成；还有降血脂、抗衰老、抗缺氧、抗辐射、保肝等作用。

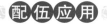

脾虚中气下陷所致久泻脱肛、内脏下垂：常与人参、升麻、柴胡等同用，如补中益气汤（《脾胃论》）。

气虚水肿：常与白术、茯苓等配伍。

血虚证：常与当归同用，如当归补血汤（《兰室秘藏》）。

脾虚不能统血所致失血证：常与人参、白术等同用，如归脾汤（《济生方》）。

脾虚不能布津所致消渴：常与天花粉、葛根等同用，如玉液汤（《医学衷中参西录》）。

肺气虚弱、咳喘日久、气短神疲：常与紫菀、款冬花、杏仁等配伍。

气虚自汗脾肺气虚：常与牡蛎、麻黄根等同用，如牡蛎散（《和剂局方》）。

因卫气不固、表虚自汗而易感风邪：宜与白术、防风等同用，如玉屏风散（《丹溪心法》）。

气血亏虚、疮疡难溃难腐或溃久难敛：常与人参、当归、升麻、白芷等同用，如托里透脓散（《医宗金鉴》）。

溃疡后期，因气血虚弱而脓水清稀、疮口难敛者：常与人参、当归、肉桂等同用，如十全大补汤（《和剂局方》）。

传统药膳

◎ 黄芪熟地鸡粥

原料：黄芪、熟地黄各30克，粳米200克，母鸡肉250克，盐、麻油各适量。

制法：将黄芪、熟地黄入锅中，加水适量，煎取汁，与母鸡肉及淘洗干净的粳米同入锅，加水适量，用大火烧沸后转用小火熬煮成稀粥，加麻油、盐调味即成。

用法：每日分数次食用。

功效：补中益气，补血益精，补肾滋阴。

适用：遗尿、夜尿频、下腹冷痛等。

◎ 黄芪牛肉粥

原料：鲜牛肉、粳米各100克，黄芪10克，胡椒粉、豆粉、味精、葱、姜、盐、水各适量。

制法：鲜牛肉洗净，去筋膜后和姜一起绞烂，加豆粉、胡椒粉、盐、味精调匀备用；姜、葱洗净，姜切片，葱切花。将粳米洗净、入锅，加适量水，用旺火烧开一段时间，加入黄芪（布包）并改用文火，煨至软糯时捞出布包，加入牛肉馅、姜片搅散，继续用中火煮至肉熟软，再加入葱花、味精即成。

用法：每日分2次温食。

功效：益气血，健脾胃。

适用：气血亏损体弱怕冷者。

◎ 黄芪姜枣汤

原料：黄芪、大枣各15克，生姜3片。

制法：将黄芪、大枣、生姜加水适量，用大火煮沸，再用小火煮约1小时即可。

用法：每日早、晚分服。

功效：益气补虚，解表散寒。

适用：气虚易感冒者。

◎ 黄芪归枣汤

原料：黄芪30克，大枣、当归各

10克。

制法：将黄芪、当归、大枣洗净，加水适量煎煮40分钟，取汁；药渣再加水适量煎煮30分钟，取汁，合并药汁即可。

用法：每日早、晚2次，温服。

功效：补养气血。

适用：气血不足引起的面色萎黄、头昏目眩等。

◎ 黄芪猪肝汤

原料：猪肝500克，黄芪60克，盐适量。

制法：将猪肝洗净，切成薄片；黄芪切成片后放入纱布袋，与猪肝片同放入锅内，加水适量，用大火烧沸后转用小火煨熟，去药袋不用，稍加盐调味即成。

用法：佐餐食用。

功效：益气，养血，通乳。

适用：产后气血虚导致的乳汁少、面色苍白、气短自汗、乏力怠惰等。

◎ 灵芝黄芪汤

原料：黄芪、灵芝、鸡血藤、黄精各15克，盐适量。

制法：将灵芝、黄精、鸡血藤、黄芪洗净，放入砂锅中，加水适量浸渍2小时，用小火煎煮50~60分钟，取汁；药渣再加水适量，煎煮40分钟，取汁，合并药汁即可。

用法：早、晚分服。

功效：补气养血。

适用：气血两虚、纳食减少、身倦乏力、面色少华、白细胞减少症等。

◎ 芪参鲤鱼汤

原料：黄芪、党参各10克，鲤鱼1条。

制法：鲤鱼洗净，黄芪、党参装入纱布制成的药袋，塞鱼腹内小火煨熟。

用法：佐餐食鱼饮汤，分次食完。

功效：健脾益气，强心活血，利水消肿，降低血压。

适用：气血两虚、身倦乏力、面色少华等。

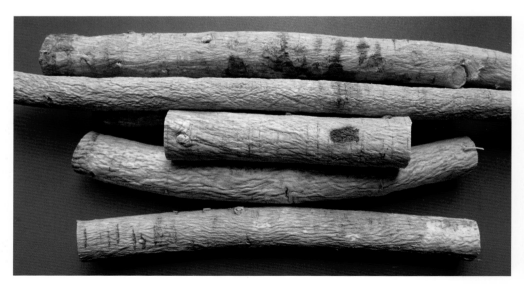

巴戟天

【原文】味辛，微温。主大风邪气，阴痿不起，强筋骨。安五脏，补中，增志，益气。生山谷。

今释

性味归经	甘、辛，微温。归肾、肝经。
功效主治	补肾阳，强筋骨，祛风湿。用于阳痿遗精、宫冷不孕、月经不调、少腹冷痛、风湿痹痛、筋骨痿软。
用量用法	3～10克，煎服。
使用禁忌	阴虚火旺者忌服。
来　　源	本品为茜草科植物巴戟天的干燥根。
形态特征	巴戟天为藤状灌木。根肉质肥厚，圆柱形，呈结节状；茎有纵棱，小枝幼时有褐色粗毛。叶对生，叶片长椭圆形，全缘，叶缘常有稀疏的短睫毛，下面中脉被短细毛，托叶鞘状。

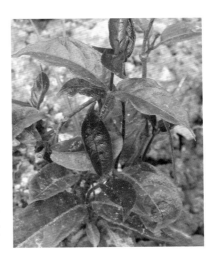

头状花序有花2～10，排列于枝端，花序梗被污黄色短粗毛；花萼先端有不规则的齿裂或近平截；花冠白色，肉质。核果近球形；种子4枚。

采收加工	全年均可采挖，洗净，除去须根，晒至六七成干，轻轻捶扁，晒干。
别　　名	糠藤、鸡肠风、黑藤钻、鸡眼藤、三角藤。

现代研究

化学成分	主要为糖类及黄酮、氨基酸等，另含有小量的蒽醌类及维生素C。
药理作用	能显著增加小鼠体重，延长小鼠游泳时间；乙醇提取物及水煎剂有明显的促肾上腺皮质激素样作用。

配伍应用

　　下元虚寒导致的宫冷不孕、月经不调、少腹冷痛：配肉桂、吴茱萸、高良姜，如巴戟丸（《和剂局方》）。

肾虚骨痿、腰膝酸软：常与肉苁蓉、杜仲、菟丝子等配伍，如金刚丸（《张氏医通》）。

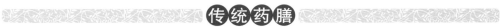

传统药膳

◎ 巴戟羊肉粥

原料：巴戟天、肉苁蓉各10～15克，精羊肉63克，粳米100克，葱白2茎，生姜3片，盐适量。

做法：分别将巴戟天、肉苁蓉、精羊肉洗净后细切。先用砂锅水煎巴戟天、肉苁蓉去渣取汁，与羊肉、粳米同煮，待煮沸后，再加入盐、生姜、葱白煮为稀粥。

用法：每日1～2次，温服。5～7日为1个疗程。

功效：补肾助阳，健脾养胃，润肠通便。

适用：肾阳虚弱导致的女子不孕，以及男子阳痿、遗精、早泄、腰膝冷痛、小便频数、夜间多尿、遗尿，还适用于老年阳虚便秘等。

◎ 巴戟淫羊酒

原料：巴戟天、淫羊藿各250克，白酒1500毫升。

制法：将上药切碎，与白酒共置入

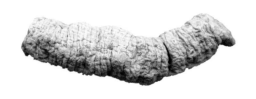

容器中，密封泡浸7日后即可饮用。

用法：每日早、晚各1次，每次20毫升。

功效：壮阳祛风。

适用：性欲减退、风湿痹痛等。

◎ 巴戟菟丝酒

原料：巴戟天、菟丝子各125克，白酒2500毫升。

制法：将上药加工捣碎，放入酒坛倒入白酒，密封坛口，浸泡10日后即成。

用法：每日2～3次，每次10～15毫升。

功效：温补肾阳。

适用：肾阳虚导致的阳痿、小便频数、夜尿多、头晕等。

◎ 巴戟鹿肉

原料：巴戟天20克，肉桂6克，鹿肉250克。

制法：将鹿肉洗净、切小块，与巴戟天、肉桂共入砂锅内，加少许盐、料酒、味精，小火煮炖，待鹿肉烂熟即可。

用法：每晚1次顿服，连服数日。

功效：补益精血，壮阳固精。

适用：精血不足、阳虚不固所致阳痿、遗精、早泄、体弱身倦等。

吴茱萸

【原文】味辛，温。主温中，下气止痛，欬逆寒热，除湿，血痹，逐风邪，开腠理。根，杀三虫。一名藙。生川谷。

今释

性味归经	辛、苦，热；有小毒。归肝、脾、胃、肾经。
功效主治	散寒止痛，降逆止呕，助阳止泻。用于厥阴头痛、寒疝腹痛、寒湿脚气、经行腹痛、脘腹胀痛、呕吐吞酸、五更泄泻。
用量用法	2~5克，煎服。外用：适量。
使用禁忌	本品辛热燥烈，易耗气动火，故不宜多用、久服。
来　源	本品为芸香科植物吴茱萸、石虎或疏毛吴茱萸的干燥近成熟果实。
形态特征	吴茱萸为灌木或小乔木，小枝紫褐色，幼枝、叶轴及序轴均被锈色长柔毛，裸芽密紫褐色长茸毛。叶对生，单数羽状复叶；小叶椭圆形至卵形，全缘或有不明显的钝锯齿，两面均密被长柔毛，有粗大腺点。花单性，雌雄异株；聚伞状圆锥花序顶生，花白色。蓇葖果，成熟时紫红色，表面有粗大的腺点。
采收加工	8-11月果实尚未开裂时剪下果枝，晒干或低温干燥，除去枝、叶、果梗等杂质。
别　名	茶辣、伏辣子、曲药子、臭泡子。

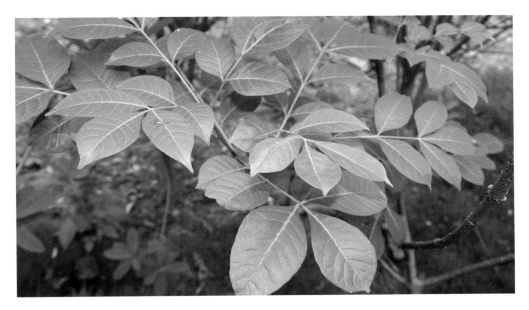

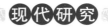

现代研究

化学成分　含挥发油，油中主要为吴茱萸烯、罗勒烯、月桂烯、吴茱萸内酯、吴茱萸内酯醇等。还含吴茱萸酸、吴茱萸碱、吴茱萸啶酮、吴茱萸精、吴茱萸苦素等。

药理作用　本品甲醇提取物、水煎剂有抗动物实验性胃溃疡的作用；水煎剂对药物性致动物胃肠痉挛有对抗作用，有明显的镇痛作用；本品注射液静注对麻醉大鼠和犬有明显升高血压的作用；其煎剂、蒸馏液和冲剂过滤后，分别给正常兔、犬和实验性肾型高血压犬进行静注，均有明显的降压作用；煎剂给犬灌胃也呈明显降压作用，甘草煎剂可使吴茱萸的降压作用消失；能抑制血小板聚集，抑制血小板血栓及纤维蛋白血栓形成；其煎剂，吴茱萸次碱和脱氢吴茱萸碱对家兔离体及在体子宫有兴奋作用；在猫心肌缺血后，吴茱萸及吴茱萸汤能改善部分心电图，部分减少血中磷酸肌酸酶及乳酸脱氢酶的释放，明显增加血中一氧化氮的浓度，缩小心肌梗死面积，具有一定的保护心肌缺血的作用。

配伍应用

厥阴头痛、干呕吐涎沫、苔白脉迟等：每与生姜、人参等同用，如吴茱萸汤（《伤寒论》）。

寒疝腹痛：常与小茴香、川楝子、木香等配伍，如导气汤（《医方简义》）。

冲任虚寒、瘀血阻滞所致痛经：与桂枝、当归、川芎等同用，如温经汤（《金匮要略》）。

寒湿脚气肿痛：与木瓜、紫苏叶、槟榔等配伍，如鸡鸣散（《类编朱氏集验医方》）。

霍乱心腹痛、呕吐不止：常与干姜、甘草同用，如吴茱萸汤（《圣济总录》）。

外寒内侵、胃失和降所致呕吐：与半夏、生姜等同用。

肝郁化火、肝胃不和所致胁痛口苦、呕吐吞酸：配伍黄连，如左金丸（《丹溪心法》）。

脾肾阳虚、五更泄泻：多与补骨脂、肉豆蔻、五味子等同用，如四神丸（《校注妇人良方》）。

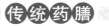

传统药膳

◎ 吴茱萸粥

原料：吴茱萸2克，粳米50克，生姜2片，葱白2茎。

制法：将吴茱萸研为细末，用粳米先煮粥，待米熟后下吴茱萸末及生姜、葱白，同煮为粥。

用法：每日早、晚温热服。

功效：补脾暖胃，温中散寒，止痛止吐。

适用：虚寒型痛经、脘腹冷痛、呕逆吐酸等。

◎ 吴茱萸汤

原料：吴茱萸、党参各9克，生姜18克，大枣4枚。

制法：将上4味洗净，一起放入锅中，加水煎煮至熟，去渣取汁服用。

用法：佐餐食用。

功效：温中补虚，降逆止呕。

适用：脾胃虚寒或肝经寒气上逆，而见吞酸嘈杂，或头顶痛、干呕吐涎沫、舌淡苔白滑、脉沉迟者。

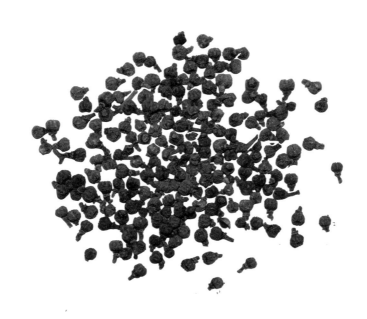

黄连

【原文】味苦，寒。主热气目痛，眦伤泣出，明目，肠澼，腹痛下利，妇人阴中肿痛。久服令人不忘。一名王连。生川谷。

今释

性味归经 苦，寒。归心、脾、胃、肝、胆、大肠经。

功效主治 清热燥湿，泻火解毒。用于湿热痞满、呕吐吞酸、泻痢、黄疸、高热神昏、心火亢盛、心烦不寐、心悸不宁、血热吐衄、目赤、牙痛、消渴、痈肿疔疮；外治湿疹、湿疮、耳道流脓。酒黄连善清上焦火热，用于目赤、口疮。姜黄连清胃和胃止呕，用于寒热互结、湿热中阻、痞满呕吐。萸黄连舒肝和胃止呕，用于肝胃不和、呕吐吞酸。

用量用法 2~5克，煎服。外用：适量。

使用禁忌 胃虚呕恶、脾虚泄泻、五更肾泻者，均慎服。

来　　源 本品为毛茛科植物黄连、三角叶黄连或云连的干燥根茎。以上3种分别习称"味连""雅连""云连"。

形态特征 黄连为多年生草本。根茎黄色，常有分枝，形如鸡爪。叶基生，有长柄；叶片卵状三角形，3全裂，中央裂片菱形，具柄，羽毛深裂，边缘有锐锯齿，侧生裂片比中央裂片短。花葶1~2，2歧或多歧聚伞花序，花3~8，苞片披针形，羽状深裂；萼片5，黄绿色，窄卵形，花瓣线型或线状披针形，中央有蜜槽；雄蕊多数，外轮雄蕊比花瓣略短。蓇葖果具柄。

采收加工 秋季采挖，除去须根及泥沙，干燥，摘去残留须根。

别　　名 味连、雅连、云连、川连。

现代研究

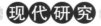

化学成分 本品主含小檗碱（黄连素），黄连碱，甲基黄连碱，掌叶防己碱，非洲防己碱、依米丁（吐根碱）等多种生物碱；并含黄柏酮，黄柏内酯等。

药理作用 本品对葡萄球菌、肺炎链球菌、霍乱弧菌、炭疽杆菌及除宋内氏以外的痢疾杆菌均有较强的抗菌作用；对肺炎杆菌、白喉棒状杆菌、枯草杆菌、百日咳杆菌、鼠疫杆菌、布氏杆菌、结核分枝杆菌也有抗菌作用；对大肠埃希菌、变形杆菌、伤寒沙门菌作用较差；所含小檗碱小剂量时能兴奋心脏，增强其收缩力，增加冠状动脉血流量，大剂量时抑制心脏，减弱其收缩；小檗碱可减少蟾蜍心率，对兔、豚鼠、大鼠离体心房有兴奋作用并有抗心律失常的作用，有利胆、抑制胃液分泌、抗腹泻等作用，小剂量对小鼠大脑皮质的兴奋过程有加强作用，大剂量则对抑制过程有加强作用，有抗急性炎症、抗癌、抑制组织代谢等作用；小檗碱和四氢小檗碱能降低心肌的耗氧量；黄连及其提取成分有抗溃疡作用。

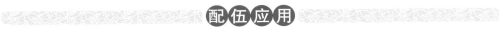

配伍应用

湿热阻滞中焦、气机不畅导致的脘腹痞满、恶心呕吐：常配紫苏叶用，如紫苏叶黄连汤（方出《温热经纬》，名见《中医妇科学》）；或配黄芩、干姜、半夏用，如半夏泻心汤（《伤寒论》）。

胃热呕吐：配石膏用，如石连散（《仙拈集》）。

脾胃虚寒、呕吐酸水：配人参、白术、干姜等，如连理汤（《症因脉治》）。

心火亢盛导致的神昏、烦躁之证：配黄芩、黄柏、栀子，如黄连解毒汤（《外台秘要》）。

高热神昏：配石膏、知母、玄参、牡丹皮等用，如清瘟败毒饮（《疫疹一得》）。

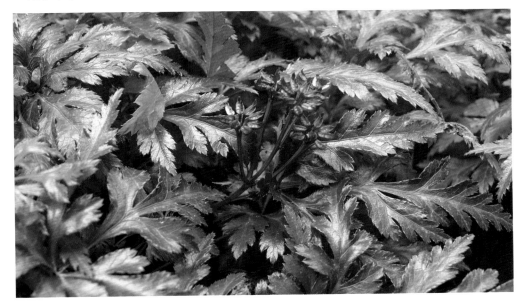

心火亢旺、心肾不交导致的怔忡不寐：配肉桂，如交泰丸（《韩氏医通》）。

邪火内炽、迫血妄行导致的吐衄：配大黄、黄芩，如泻心汤（《金匮要略》）。

痈肿疔毒：多与黄芩、黄柏、栀子同用，如黄连解毒汤（《外台秘要》）。

胃火上攻、牙痛难忍：配生地黄、升麻、牡丹皮等，如清胃散（《兰室秘藏》）。

肾阴不足、心胃火旺所致的消渴：配生地黄，如黄连丸（《外台秘要》）。

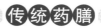

传统药膳

◎ **黄连白头翁粥**

原料：川黄连10克，粳米30克，白头翁50克。

制法：将黄连、白头翁入砂锅，加清水300毫升浸透，煎至150毫升，去渣取汁。粳米加水400毫升，煮至米开花时兑入药汁，煮成粥，待食。

用法：每日3次，温热服食。虚寒久痢者忌用。

功效：清热，凉血，解毒。

适用：腹痛、腹泻里急后重。

◎ **黄连鸡子炖阿胶**

原料：黄连10克，生白芍20克，阿胶50克，鲜鸡蛋（去蛋清）2个。

制法：先将黄连、生白芍加水煮取浓汁约150毫升，然后去渣；再将阿胶加水50毫升，隔水蒸化，把药汁倒入再慢火煎膏，将成时放入蛋黄拌匀即可。

用法：每服适量，每晚睡前服1次。

功效：交通心肾。

适用：心肾不交所致失眠。

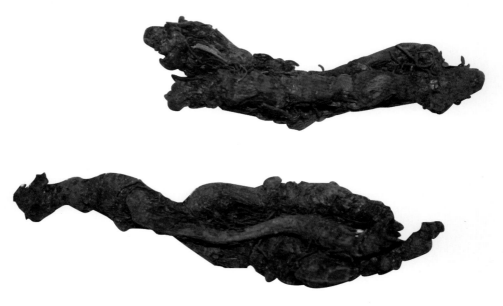

决明子

【原文】味咸，平。主青盲，目淫肤赤白膜，眼赤痛、泪出。久服益精光，轻身。生川泽。

性味归经	甘、苦、咸，微寒。归肝、大肠经。
功效主治	清热明目，润肠通便。用于目赤涩痛、羞明多泪、头痛眩晕、目暗不明、大便秘结。
用量用法	9~15克，煎服。用于润肠通便，不宜久煎。
使用禁忌	气虚便溏者不宜食用。
来　　源	本品为豆科植物决明或小决明的干燥成熟种子。
形态特征	决明为一年生半灌木状草本，高1~2米。双数羽状复叶互生；小叶3对，倒卵形或长圆状倒卵形，先端圆形。花成对腋生，黄色，倒卵形。荚果条形；种子多数，菱形，淡褐色，有光泽，两侧面各有1线形浅色斜凹纹。
采收加工	秋季采收成熟果实，晒干，打下种子，除去杂质。
别　　名	决明、假绿豆、草决明、马蹄决明。

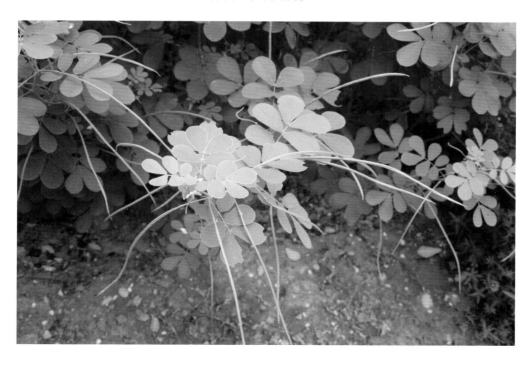

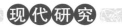

现代研究

化学成分 本品主含大黄酸、大黄素、芦荟大黄素、决明子素、橙黄决明素、决明素等蒽醌类物质，以及决明苷、决明酮、决明内酯等萘并吡咯酮类物质；此外，尚含甾醇、脂肪酸、糖类、蛋白质等。

药理作用 本品的水浸出液、醇水浸出液及乙醇浸出液都有降低血压作用；本品有降低血浆总胆固醇和三酰甘油的作用；其注射液可使小鼠胸腺萎缩，对吞噬细胞吞噬功能有增强作用；其所含蒽醌类物质有缓和的泻下作用；其醇浸出液除去醇后，对金黄色葡萄球菌、白色葡萄球菌、橘色葡萄球菌、白喉棒状杆菌、巨大芽孢杆菌、伤寒沙门菌、副伤寒杆菌、乙型副伤寒杆菌及大肠埃希菌均有抑制作用；其水浸液对皮肤真菌有不同程度的抑制作用。

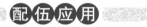

配伍应用

肝热目赤肿痛、羞明多泪：常配黄芩、赤芍、木贼用，如决明子散（《银海精微》）。

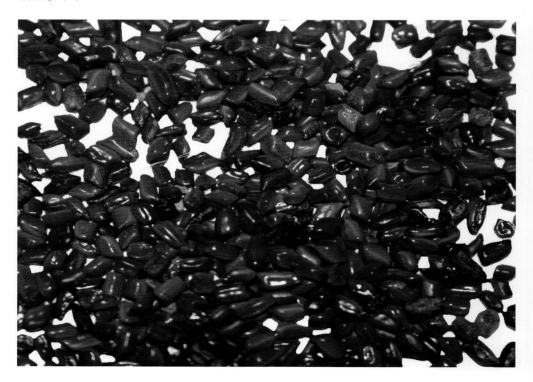

风热上攻头痛目赤：配菊花、青葙子、茺蔚子等，如决明子丸（《证治准绳》）。

肝肾阴亏、视物昏花、目暗不明：配山茱萸、生地黄等，如决明散（《银海精微》）。

肝阳上亢所致头痛、眩晕：常配菊花、钩藤、夏枯草等用。

内热肠燥、大便秘结：可与火麻仁、瓜蒌仁等同用。

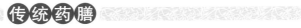

传统药膳

◎ **决明子粥**

原料：决明子10～15克，白菊花10克，粳米60克，冰糖少许。

制法：先将决明子放入铁锅内，炒至起爆微有香气时，取出待冷，再与白菊花同放入砂锅，加清水煎煮30分钟，去渣留汁，加入粳米煮至粥熟时加入冰糖，再煮一二沸即可。

用法：每日1剂，分早、晚食用。

功效：清肝明目，平抑肝阳，润肠通便。

适用：肝火上炎所致目赤肿痛，或肝阳上扰所致头晕目眩、头痛如胀、烦躁易怒、便秘难解等。

◎ **决明子菊花茶**

原料：决明子15克，茶叶、杭菊花各3克。

制法：将以上3味放入盖杯中，用滚开水冲泡，加盖浸泡片刻即成。

用法：代茶频饮。

功效：清肝明目，减脂降压，平抑肝阳。

适用：高血压、高脂血、便秘。

◎ **决明子木贼茶**

原料：决明子30克，木贼3克。

制法：先将决明子洗净，晾干或晒干；将木贼去杂、去根须，洗净，晒干，切段，与决明子同放入杯中，用沸水冲泡，加盖焖10分钟，即可。

用法：代茶，频频饮用，一般可冲泡3～5次。

功效：清肝明目，平抑肝阳。

适用：肝火上炎型目赤、眼干、痒、迎风流泪等。

五味子

【原文】 味酸，温。主益气，欬逆上气，劳伤羸瘦，补不足，强阴，益男子精。一名会及。生山谷。

今 释

性味归经 酸、甘，温。归肺、心、肾经。

功效主治 收敛固涩，益气生津，补肾宁心。用于久嗽虚喘、梦遗滑精、遗尿尿频、久泻不止、自汗盗汗、津伤口渴、内热消渴、心悸失眠。

用量用法 2~6克，煎服。研末服，1~3克。

使用禁忌 凡表邪未解、内有实热、咳嗽初起、麻疹初期者均不宜用。

来　　源 本品为木兰科植物五味子的干燥成熟果实。

形态特征 五味子为落叶木质藤本，长约8米，小枝褐色。单叶互生，叶卵形、宽倒卵形至宽椭圆形，边缘疏生有腺体的细齿，上面有光泽，无毛。花单性，雌雄异株；单生或簇生于叶腋，花被呈乳白色或粉红色，花后花托逐渐伸长，果熟时呈穗状聚合果。浆果球形，肉质，熟时深红色。

采收加工 秋季采摘成熟果实，晒干或蒸后晒干，除去果梗及杂质。

别　　名 山花椒、乌梅子、软枣子、北五味子。

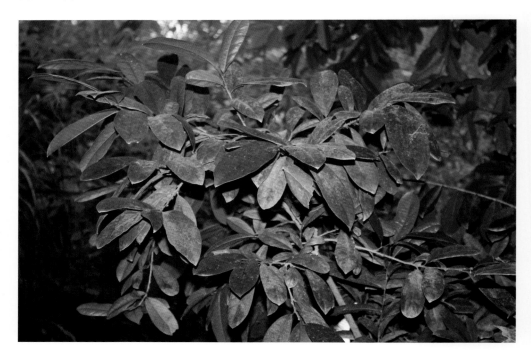

现代研究

化学成分　北五味子主要含挥发油、有机酸、鞣质、维生素、糖及树脂等。种子挥发油中的主要成分为五味子素。

药理作用　本品对神经系统各级中枢均有兴奋作用，对大脑皮质的兴奋和抑制过程均有影响，使之趋于平衡。对呼吸系统有兴奋作用，有镇咳和祛痰作用。能降低血压。能利胆，降低血清转氨酶，对肝细胞有保护作用。有与人参相似的适应原样作用，能增强机体对非特异性刺激的防御能力。能增加细胞免疫功能，使脑、肝、脾脏SOD活性明显增强，故具有提高免疫、抗氧化、抗衰老作用。对金黄色葡萄球菌、肺炎杆菌、肠道沙门菌、铜绿假单胞菌等均有抑制作用。

配伍应用

肺虚久咳：可与罂粟壳同用，如五味子丸（《卫生家宝方》）。

肺肾两虚喘咳：常与山茱萸、熟地黄、山药等同用，如都气丸（《医宗己任编》）。

寒饮咳喘证：配伍麻黄、细辛、干姜等，如小青龙汤（《伤寒论》）。

自汗、盗汗者：可与麻黄根、牡蛎等同用。

滑精：可与桑螵蛸、附子、龙骨等同用，如桑螵蛸丸（《世医得效方》）。

梦遗：常与麦冬、山茱萸、熟地黄、山药等同用，如麦味地黄丸（《医宗金鉴》）。

脾肾虚寒久泻不止：可与吴茱萸同炒香研末，米汤送服，如五味子散（《普济本事方》）；或与补骨脂、肉豆蔻、吴茱萸同用，如四神丸（《内科摘要》）。

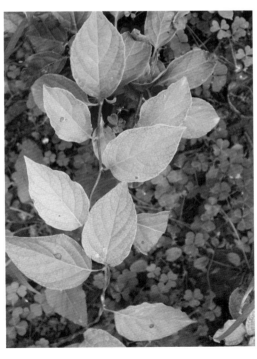

热伤气阴、汗多口渴：常与人参、麦冬同用，如生脉散（《内外伤辨惑论》）。

阴虚内热、口渴多饮所致消渴证：多与山药、知母、天花粉、黄芪等同用，如玉液汤（《医学衷中参西录》）。

阴血亏损、心神失养或心肾不交所致虚烦心悸、失眠多梦：常与麦冬、丹参、生地黄、酸枣仁等同用，如天王补心丹（《摄生秘剖》）。

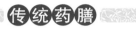 **传统药膳**

◎ **五味核桃酒**

原料：五味子250克，核桃仁100克，白酒2500毫升。

制法：将五味子同核桃仁一同放入酒坛，倒入白酒密封坛口，每日摇晃3次，浸泡15日后即成。

用法：每日3次，每次10毫升。

功效：敛肺滋肾，涩精安神。

适用：健忘、失眠、头晕、心悸、倦怠乏力、烦躁等。

◎ **五味枸杞茶**

原料：五味子、枸杞子各5克。

制法：原料放入杯中，沸水冲泡，加盖，10分钟后即可饮用。

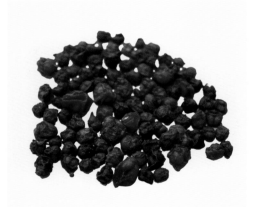

用法：代茶频饮。

功效：滋肾敛肺止汗。

◎ **五味子炖蛋**

原料：五味子15克，鸡蛋（或鸽子蛋）2个。

制法：先用水煮五味子，水开后将蛋破壳整个卧入汤中，炖熟。

用法：食蛋饮汤。

功效：止痢固涩。

适用：久痢不止，而无明显寒热偏盛者。

◎ **五味子炖麻雀**

原料：五味子3克，麻雀5只，花椒、料酒、葱、姜各适量。

制法：将麻雀拔毛去脏，洗净；五味子洗净，与葱、姜、花椒、料酒同放入砂锅内，放麻雀，加水以浸没麻雀为度。大火烧开，小火炖约30分钟，起锅，滤去五味子及调料，调入盐、胡椒粉即可。

用法：食肉饮汤。

功效：壮阳益精。

适用：心肾阳虚引起的自汗、心悸、腰膝酸软、阳痿早泄者。

白芍

【原文】味苦，平。主邪气腹痛；除血痹，破坚积，寒热，疝瘕，止痛，利小便，益气。生山谷及丘陵。

今释

性味归经 苦、酸，微寒。归肝、脾经。

功效主治 养血调经，敛阴止汗，柔肝止痛，平抑肝阳。用于血虚萎黄、月经不调、自汗、盗汗、胁痛、腹痛、四肢挛痛、头痛眩晕。

用量用法 6～15克，煎服。

使用禁忌 不宜与藜芦同用。

来　源 本品为毛茛科植物芍药的干燥根。

形态特征 芍药为多年生草本植物，根肥大。叶互生，下部叶为2回3出复叶，小叶片长卵圆形至披针形，先端渐尖，基部楔形，叶缘具骨质小齿，上部叶为3出复叶。花大，花瓣白色、粉红色或红色。蓇葖果。花期5-6月，果期8月。

采收加工 夏、秋两季采挖，洗净，除去头尾及细根，置沸水中煮后除去外皮或去皮后再煮，晒干。

别　名 杭芍、金芍药。

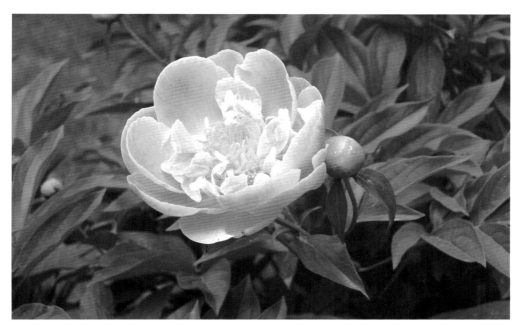

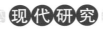

现代研究

化学成分　白芍含芍药苷、牡丹酚芍药花苷，还含芍药内酯、苯甲酸等。此外，还含挥发油、脂肪油、树脂糖、淀粉、黏液质、蛋白质和三萜类成分。

药理作用　白芍水煎剂给小鼠喂饲，腹腔巨噬百分率和吞噬指数均较对照组有明显提高。白芍能促进小鼠腹腔巨噬细胞的吞噬功能。白芍水煎剂可拮抗环磷酰胺对小鼠外周T淋巴细胞的抑制作用，使之恢复正常水平，表明白芍可使处于低下状态的细胞免疫功能恢复正常。白芍提取物对大鼠蛋清性急性炎症水肿有明显的抑制作用，对棉球肉芽肿有抑制增生作用。白芍对醋酸引起的扭体反应有明显的镇痛效果；与甘草的甲醇复合物合用，二者对醋酸扭体反应有协同镇痛作用。芍药中的主要成分芍药苷具有较好的解痉作用。

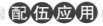

配伍应用

　　肝血亏虚、面色苍白、眩晕心悸或月经不调、崩中漏下：常与熟地黄、当归等同用，如四物汤（《和剂局方》）。

　　血虚有热、月经不调：可配伍黄芩、黄柏、续断等药，如保阴煎（《景岳全书》）。

　　崩漏：可与阿胶、艾叶等同用。

　　血虚肝郁、胁肋疼痛：常配柴胡、当归、白芍等，如逍遥散（《和剂局方》）。

　　痢疾腹痛：与木香、黄连等同用，如芍药汤（《素问病机气宜保命集》）。

　　阴血虚，筋脉失养而致手足挛急作痛：常配甘草缓急止痛，即芍药甘草汤（《伤寒论》）。

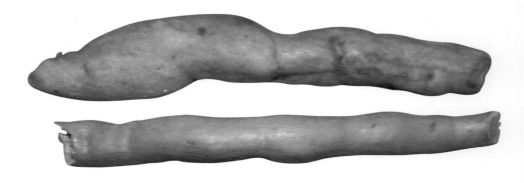

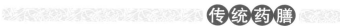

传统药膳

◎ **芍药浸酒方**

原料：芍药、生地黄、黄芪各15克，艾叶5克，白酒250毫升。

制法：上4味，除去杂质，放容器中，倒入白酒，密封容器口，浸泡3～5日，滤取药汁即可。

用法：每食前随量温饮。

功效：益气血，温经脉，理冲任，止带浊。

适用：气血双亏、冲任失调所致妇女月经不调、痛经、赤白带下等。

◎ **芍药甘草蜜饮**

原料：芍药30克、甘草10克，蜂蜜5毫升。

制法：将芍药、甘草放入锅中，加水煎汤，去渣后加入蜂蜜，调匀即成。

用法：每日2次。

功效：养血柔肝，缓急止痛。

适用：阴血虚筋脉失养而致手足挛急作痛。

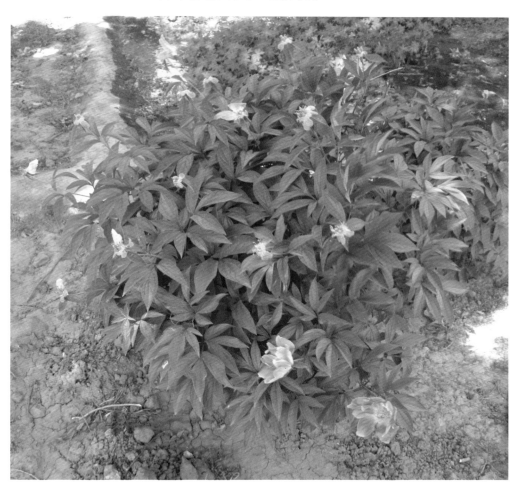

桔梗

【原文】味辛，微温。主胸胁痛如刀刺，腹满肠鸣幽幽，惊恐，悸气。生山谷。

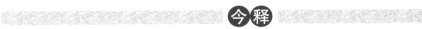

今释

性味归经　苦、辛，平。归肺经。

功效主治　宣肺利咽，祛痰排脓。用于咳嗽痰多、胸闷不畅、咽痛音哑、肺痈吐脓。

用量用法　3～10克，煎服。或入丸、散。

使用禁忌　凡气机上逆、呕吐、呛咳、眩晕、阴虚火旺咳血者不宜用；胃及十二指肠溃疡者慎服。用量过大易致恶心呕吐。

来　　源　本品为桔梗科植物桔梗的干燥根。

形态特征　桔梗为多年生草本，体内有白色乳汁，全株光滑无毛。根粗大，圆锥形或有分叉，外皮黄褐色。茎直立，有分枝。叶多为互生，少数对生，近无柄，叶片长卵形，边缘有锯齿。花大型，单生于茎顶或数朵成疏生的总状花序；花冠钟形，蓝紫色、蓝白色、白色、粉红色。蒴果卵形，熟时顶端开裂。花期7-9月。

采收加工　春、秋两季采挖，洗净，除去须根，趁鲜剥去外皮或不去外皮，干燥。

别　　名　白药、卢茹、利如、大药、梗草、苦梗、苦菜根。

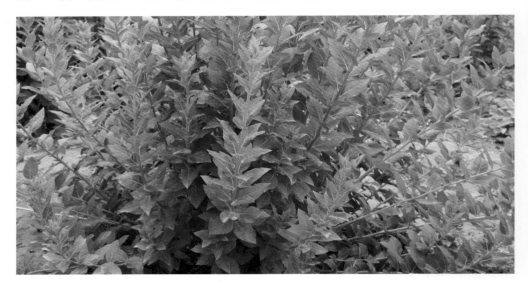

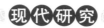

现代研究

化学成分　本品含多种皂苷，主要为桔梗皂苷，多种混合皂苷经完全水解所产生的皂苷元有桔梗皂苷元，以及少量的桔梗酸。另外还含菊糖、植物甾醇等。

药理作用　所含的桔梗皂苷对口腔、咽喉部位、胃黏膜的直接刺激，反射性地使支气管黏膜分泌亢进从而使痰液稀释，易于排出；桔梗有镇咳作用，有增强抗炎和免疫作用，其抗炎强度与阿司匹林相似；水提物能增强巨噬细胞的吞噬功能，增强中性白细胞的杀菌力，提高溶菌酶活性；对应激性溃疡有预防作用。桔梗粗皂苷有镇静、镇痛、解热作用，又能降血糖、降胆固醇，松弛平滑肌。桔梗皂苷有很强的溶血作用，但口服会在消化道中分解破坏而失去溶血作用。

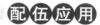

配伍应用

风寒外感：配紫苏、杏仁，如杏苏散（《温病条辨》）。

外邪犯肺、咽痛失音：常配甘草、牛蒡子等用，如桔梗汤（《金匮要略》）及加味甘桔汤（《医学心悟》）。

咽喉肿痛、热毒盛者：可配射干、板蓝根等。

肺痈咳嗽胸痛、咯痰腥臭者：可配甘草用之，如桔梗汤（《金匮要略》）。

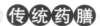

传统药膳

◎ **桔梗冬瓜汤**

原料：桔梗9克，冬瓜150克，杏仁10克，甘草6克，食用油、盐、大蒜各适量。

制法：将冬瓜洗净、切块，放入锅中，加入食用油、盐翻炒后加适量清水，下杏仁、桔梗、甘草一并煎煮至熟，以盐、大蒜等调料调味即成。

用法：佐餐食用。

功效：疏风清热，宣肺止咳。

适用：慢性支气管炎患者。

川芎

【原文】味辛，温。主中风入脑头痛，寒痹筋挛缓急，金疮，妇人血闭无子。生川谷。

性味归经 辛，温。归肝、胆、心包经。

功效主治 活血行气，祛风止痛。用于胸痹心痛、胸胁刺痛、跌仆肿痛、月经不调、经闭痛经、癥瘕腹痛、头痛、风湿痹痛。

用量用法 3～10克，煎服。

使用禁忌 阴虚火旺者慎用。

来　　源 本品为伞形科植物川芎的干燥根茎。

形态特征 川芎多年生草本。根茎呈不整齐的结节状拳形团块，有明显结节状，节盘凸出；茎下部的节明显膨大成盘状。叶2～3回单数羽状复叶，小叶3～5对，边缘又作不等齐的羽状全裂或深裂，叶柄基部成鞘状抱茎。复伞形花序生于分枝顶端，伞幅细，有短柔毛；总苞和小总苞片线形；花白色。双悬果卵形，5棱。花期7-8月，果期9-10月。

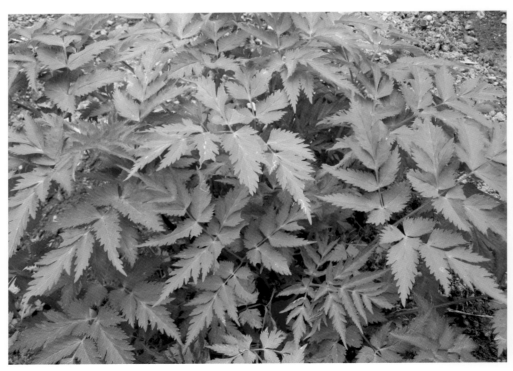

采收加工　夏季当茎上的节盘显著突出，并略带紫色时采挖，除去泥沙，晒后烘干，再去须根。

别　　名　香果、台芎、西芎、杜芎。

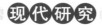

现代研究

化学成分　本品含生物碱（如川芎嗪），挥发油（主要为藁本内脂、香烩烯等），酚类物质（如阿魏酸），内脂素以及维生素A、叶酸、蔗糖、甾醇、脂肪油等。

药理作用　川芎嗪能扩张冠状动脉，增加冠状动脉血流量，改善心肌的血氧供应，并降低心肌的耗氧量；川芎嗪可扩张脑血管，降低血管阻力，显著增加脑及肢体血流量，改善微循环；能降低血小板表面活性，抑制血小板凝集，预防血栓的形成；所含阿魏酸的中性成分小剂量促进、大剂量抑制子宫平滑肌；水煎剂对动物中枢神经系统有镇静作用，并有明显而持久的降压作用；可加速骨折局部血肿的吸收，促进骨痂形成；有抗维生素E缺乏作用；能抑制多种杆菌；有抗组织胺和利胆作用。

配伍应用

心脉瘀阻所致胸痹心痛：常与丹参、桂枝、檀香等同用。

肝郁气滞所致胁痛：常配柴胡、白芍、香附，如柴胡疏肝散（《景岳全书》）。

肝血瘀阻、积聚痞块、胸胁刺痛：多与桃仁、红花等同用，如血府逐瘀汤（《医林改错》）。

跌仆损伤、瘀肿疼痛：可配乳香、没药、三七等用。

血瘀经闭、痛经：常与赤芍、桃仁等同用，如血府逐瘀汤（《医林改错》）。

寒凝血瘀者：可配桂心、当归等，如温经汤（《妇人良方》）。

产后恶露不下、瘀阻腹痛：可配当归、桃仁、炮姜等同用，如生化汤（《傅青主女科》）。

月经不调、月经先期或错后：可配益母草、当归等同用，如益母胜金丹（《医学心悟》）。

风寒头痛：配羌活、细辛、白芷同用，如川芎茶调散（《和剂局方》）。

风热头痛：配菊花、石膏、僵蚕同用，如川芎散（《卫生保健》）。

血虚头痛：配当归、白芍同用，取本品祛风止痛之功，如加味四物汤（《金匮翼》）。

血瘀头痛：可配赤芍、麝香同用，如通窍活血汤（《医林改错》）。

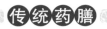

传统药膳

◎ **川芎茶**

原料：川芎9克，茶叶3克。

制法：水煎取汁，当茶饮。

用法：每日1次，4～5日为1个疗程。

功效：祛风，利窍。

适用：慢性鼻炎、头痛等。

◎ **川芎煮鸡蛋**

原料：川芎8克，鸡蛋2个，红糖适量。

制法：将川芎、鸡蛋加水同煮，鸡蛋熟后去壳再煮片刻，去渣加红糖调味即成。

用法：每日分2次服，每月连服5～7剂。吃蛋饮汤。

功效：活血行气。

适用：气血瘀滞型痛经。

◎ **川芎菊花茶**

原料：川芎10克，白菊花6克，绿茶2克。

制法：先将川芎拣杂，洗净，晒干或烘干，切成片，与菊花、绿茶同放入砂锅，加水浸泡片刻，煎煮20分钟，用洁净纱布过滤，取汁即成。

用法：早、晚服用。

功效：清肝祛风。

适用：头痛、目涩者。

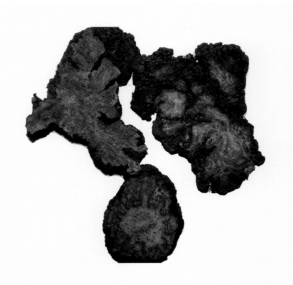

葛根

【原文】 味甘，平。主消渴，身大热，呕吐，诸痹，起阴气，解诸毒。葛谷，主下痢十岁已上。一名鸡齐根。生川谷。

今释

性味归经 甘、辛，凉。归脾、胃、肺经。

功效主治 解肌退热，生津止渴，透疹，升阳止泻，通经活络，解酒毒。用于外感发热头痛、项背强痛、口渴、消渴、麻疹不透、热痢、泄泻、眩晕头痛、中风偏瘫、胸痹心痛、酒毒伤中。

用量用法 10～15克，煎服。解肌退热、透疹、生津宜生用，升阳止泻宜煨用。

使用禁忌 易于动呕、胃寒者宜慎用。

来　　源 本品为豆科植物野葛的干燥根，习称"野葛"。

形态特征 葛根藤本，长约10米，全株被黄褐色长毛，块根肥大。3出复叶，互生，中央小叶菱状卵形，侧生小叶斜卵形，稍小，基部不对称，先端渐尖，全缘或波状浅裂，下面有粉霜，两面被糙毛，托叶盾状，小托叶针状。总状花序腋生，花密集，蝶形花冠紫红色或蓝紫色。荚果条状，扁平，被黄色长硬毛。花期9–10月，果期11–12月。

采收加工 秋、冬两季采挖，趁鲜切成厚片或小块干燥。

别　　名 葛条、甘葛、粉葛、葛藤、葛麻。

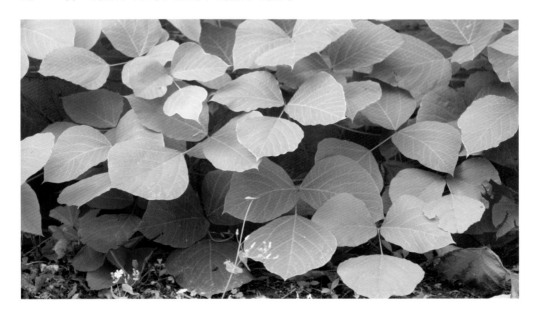

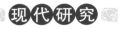

现代研究

化学成分 本品主要含黄酮类物质如大豆苷、大豆苷元、葛根素等，还有大豆素–4，7–二葡萄糖苷、葛根素–7–木糖苷、葛根醇、葛根藤素及异黄酮苷和淀粉。

药理作用 葛根煎剂、醇浸剂、总黄酮、大豆苷、葛根素均能对抗垂体后叶素引起的急性心肌缺血。葛根总黄酮能扩张冠脉血管和脑血管，增加冠脉血流量和脑血流量，降低心肌耗氧量，增加氧供应。葛根能直接扩张血管，使外周阻力下降，而有明显的降压作用，能较好缓解高血压病人的"项紧"症状。葛根素能改善微循环，提高局部微血流量，抑制血小板凝集。葛根有广泛的 β –受体阻滞作用。对小鼠离体肠管有明显解痉作用，能对抗乙酰胆碱所致的肠管痉挛。葛根还具有明显的解热作用，并有轻微降血糖作用。

配伍应用

风热感冒、发热、头痛等症：可与薄荷、菊花、蔓荆子等同用。

风寒感冒、邪郁化热、发热重、恶寒轻、头痛无汗、目疼鼻干、口微渴、苔薄黄等症：常配伍柴胡、黄芩、白芷、羌活等，如柴葛解肌汤（《伤寒六书》）。

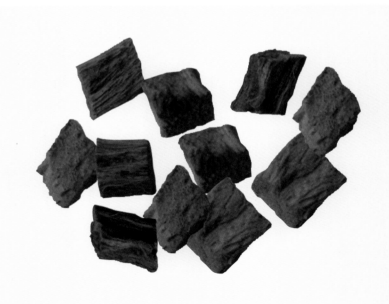

风寒感冒、表实无汗、恶寒、项背强痛：常与麻黄、桂枝等同用，如葛根汤（《伤寒论》）。

表虚汗出、恶风、项背强痛：常与桂枝、白芍等配伍，如桂枝加葛根汤（《伤寒论》）。

麻疹初起、表邪外束、疹出不畅：常与升麻、芍药、甘草等同用，如升麻葛根汤（《阎氏小儿方论》）。

麻疹初起，已现麻疹，但疹出不畅，见发热咳嗽或乍冷乍热者：可配伍牛蒡子、荆芥、蝉蜕、前胡等，如葛根解肌汤（《麻科活人全书》）。

热病津伤口渴：常与芦根、天花粉、知母等同用。

消渴证属阴津不足：可与天花粉、鲜地黄、麦冬等配伍，如天花散（《仁斋直指方》）。

内热消渴、口渴多饮、体瘦乏力、气阴不足：多配伍乌梅、天花粉、麦冬、党参、黄芪等，如玉泉丸（《沈氏尊生书》）。

表证未解、邪热入里，身热，下利臭秽，肛门有灼热感，苔黄脉数或湿热泻痢，热重于湿：常与黄芩、黄连、甘草同用，如葛根芩连汤（《伤寒论》）。

脾虚泄泻：常配伍人参、白术、木香等，如七味白术散（《小儿药证直诀》）。

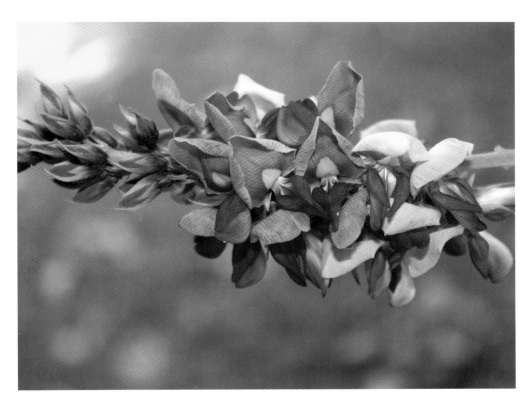

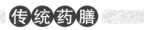

传统药膳

◎ 葛根姜粥

原料：葛根15克，生姜6克，粳米50克，蜂蜜少许。

制法：先将葛根、生姜入砂锅内，加水适量煎煮，去渣取汁，后入粳米同煮作粥，将粥晾至温热时倒入蜂蜜，调匀即成。

用法：每日1剂，随意食之。

功效：祛风，定惊。

适用：小儿风热感冒、挟痰挟惊，症见发热、头痛、呕吐、惊啼不安等。

◎ 葛根葱白汤

原料：葛根、葱白各15克。

制法：葛根、葱白加水煎2次，每次用水250毫升，煎20分钟，2次煎液混合。

用法：分2次服用。

功效：清热除燥，生津止渴。

适用：感冒发热、头痛项强、口渴。

◎ 葛根解酒汁

原料：鲜葛根汁100毫升，或干葛根30克。

制法：若无鲜葛根，可将干葛根切片，置砂锅中，煎煮1小时，滤渣取汁备用。

用法：取汁1次饮完。

功效：清热生津，除烦止渴，解酒醒神。

适用：酒毒内盛、化燥伤津之酗酒至醉、烦渴头痛、呕吐酸腐、躁扰不宁者。

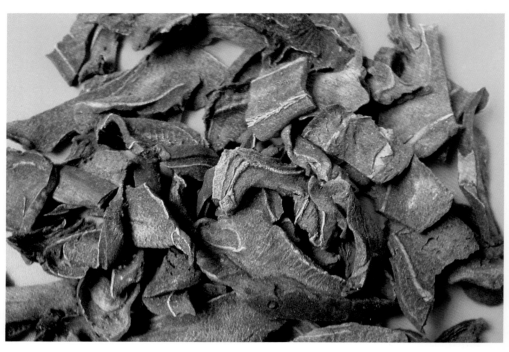

知母

【原文】味苦，寒。主消渴热中，除邪气；肢体浮肿，下水；补不足、益气。一名蚔母，一名连母，一名野蓼，一名地参，一名水参，一名水浚，一名货母，一名媞媞母。生川谷。

今 释

性味归经 苦、甘，寒。归肺、胃、肾经。

功效主治 清热泻火，滋阴润燥。用于外感热病、高热烦渴、肺热燥咳、骨蒸潮热、内热消渴、肠燥便秘。

用量用法 6～12克，煎服。

使用禁忌 本品性寒质润，有滑肠之弊，故脾虚便溏者不宜用。

来　　源 本品为百合科植物知母的干燥根茎。

形态特征 知母为多年生草本。根茎横走，其上残留许多黄褐色纤维状叶基，下部生有多数肉质须根。叶基生，线形，基部常夸大成鞘状，长15～70厘米，宽0.3～0.6厘米，具有多条平行脉，而无明显中脉。花葶直立，不分枝，高50～100厘米，其上生有尖尾状小苞片；花粉红色、淡紫色至白色。花、果期6–9月。

采收加工 春、秋两季采挖，除去须根及泥沙，晒干，习称"毛知母"；或除去外皮，晒干。

别　　名 连母、水须、穿地龙。

现 代 研 究

化学成分 本品根茎含多种知母皂苷、知母多糖；此外，尚含芒果苷、异芒果苷、胆碱、烟酰胺、鞣酸、烟酸及多种金属元素、黏液质、还原糖等。

药理作用 知母浸膏动物实验有防止和治疗大肠埃希菌所致高热的作用；体外实验表明，知母煎剂对痢疾杆菌、伤寒沙门菌、副伤寒杆菌、霍乱弧菌、大肠杆菌、变形杆菌、白喉棒状杆菌、葡萄球菌、肺炎链球菌、β–溶血性链球菌、白假丝酵母菌及某些致病性皮肤癣菌等有不同程度的抑制作用；其所含知母聚糖A、B、C、D有降血糖作用，知母聚糖B的活性最强；知母皂苷有抗肿瘤作用。

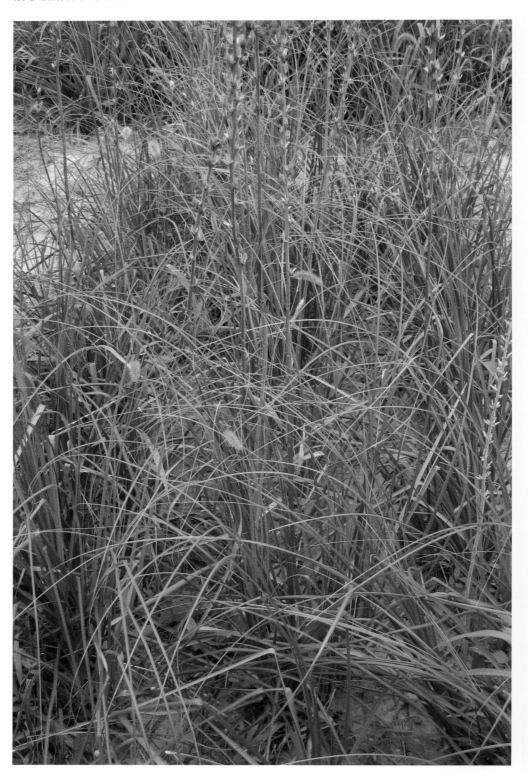

配伍应用

外感热病、高热烦渴：常与石膏相须为用，如白虎汤（《伤寒论》）。

肺热燥咳：常配贝母用，如二母散（《证治准绳》）。

肺燥久嗽气急：配杏仁、莱菔子，如宁嗽煎（《奇方类编》）。

阴虚火旺所致骨蒸潮热、盗汗、心烦：常配黄柏、生地黄等用，如知柏地黄丸（《医宗金鉴》）。

阴虚内热所致消渴证：常配天花粉、葛根等用，如玉液汤（《医学衷中参西录》）。

阴虚肠燥便秘证：常配生地黄、玄参、麦冬等用。

传统药膳

◎ **清暑益气粥**

原料：知母、石斛、麦冬各6克，西洋参3克，粳米30克，冰糖适量。

制法：先将麦冬、石斛、知母用布包加水煎30分钟，去药渣留汁，再将西洋参粉末、粳米加入，煮成稀粥，冰糖调味即可。

用法：早、晚服食。

功效：清暑益气，生津止渴。

适用：夏季发烧持续不退、无汗或少汗者。

◎ **知母玉竹蜜**

原料：知母、玉竹各60克，蜂蜜300毫升。

制法：知母、玉竹快速洗净，放入瓦罐中，加冷水1500毫升，小火煎至500毫升，滤出头汁。再加冷水700毫升，煎至300毫升，滤出二汁，弃渣。

将头汁、二汁、蜂蜜一起倒入大瓷盆内，加盖。旺火隔水蒸2小时，离火，冷却，装瓶，密盖。

用法：每日3次，每次15毫升，饭后温开水送服。

功效：清热泻火，生津润燥。

适用：由肺热伤阴所致慢性咽炎。

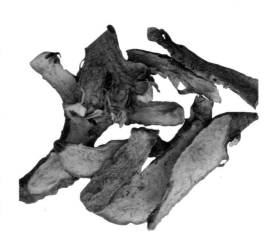

川贝母

【原文】味辛，平。主伤寒烦热，淋沥邪气，疝瘕，喉痹，乳难，金疮风痉。一名空草。

今释

性味归经 苦、甘，微寒。归肺、心经。

功效主治 清热润肺，化痰止咳，散结消痈。用于肺热燥咳、干咳少痰、阴虚劳嗽、痰中带血、瘰疬、乳痈、肺痈。

用量用法 3～10克，煎服；研粉冲服，每次1～2克。

使用禁忌 不宜与川乌、制川乌、草乌、制草乌、附子同用。

来　　源 本品为百合科植物川贝母、暗紫贝母、甘肃贝母或梭砂贝母的干燥鳞茎。前三者按性状不同分别习称"松贝"和"青贝"，后者习称"炉贝"。

形态特征 川贝母为多年生草本。鳞茎圆锥形，茎直立，高15～40厘米。叶2～3对，常对生，少数在中部间有散生或轮生，披针形至线形，先端稍卷曲或不卷曲，无柄。花单生茎顶，钟状，下垂，每花具狭长形叶状苞片3，先端稍弯曲成钩状。花被通常紫色，较少绿黄色，具紫色斑点或小方格，蜜腺窝在北面明显凸出。花期5-7月，果期8-10月。

采收加工 夏、秋两季或积雪融化时采挖，除去须根、粗皮及泥沙，晒干或低温干燥。

别　　名 川贝、贝壳母。

现代研究

化学成分 均含多种生物碱，如川贝母含青贝碱、松贝碱甲和松贝碱乙，还含川贝竺挈蘖贝素。暗紫贝母还含松贝宁及蔗糖，甘肃贝母含有岷贝碱甲、岷贝碱乙；梭砂贝母含有白炉贝碱、炉贝碱。

药理作用 贝母总生物碱及非生物碱部分，均有镇咳作用；川贝母流浸膏、川贝母碱均有不同程度的祛痰作用。此外，西贝母碱还有解痉作用；川贝母碱、西贝母碱有降压作用；贝母碱能增加子宫张力；贝母总碱有抗溃疡作用。

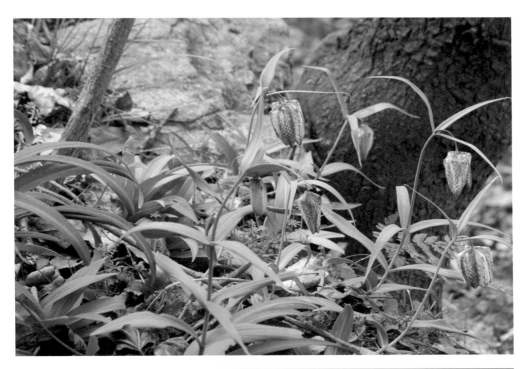

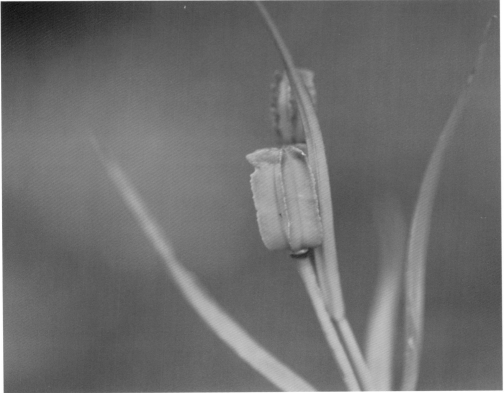

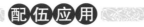

配伍应用

肺阴虚劳嗽、久咳有痰： 常配沙参、麦冬等以养阴润肺、化痰止咳。

痰火郁结所致瘰疬： 常配玄参、牡蛎等药用，如消瘰丸（《医学心悟》）。

热毒壅结所致乳痈、肺痈： 常配蒲公英、鱼腥草等。

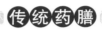

传统药膳

◎ 川贝杏仁饮

原料：川贝母6克，杏仁3克，冰糖少许。

制法：将川贝母、杏仁加清水适量，用大火烧沸后将冰糖放入，转用小火煮30分钟即可。

用法：不拘时随意饮用。

功效：止咳平喘。

适用：阴虚肺燥咳嗽、哮喘者。

◎ 罗汉果蒸贝母

原料：川贝母10克，罗汉果1个。

制法：将罗汉果敲破，川贝母捣碎，同放入瓷碗中，加水200毫升，盖好，隔水蒸熟即可。

用法：直接食用，每日1次。

功效：润肺止咳。

适用：咳嗽、气喘、无痰或痰少者。

◎ 贝母秋梨

原料：川贝母、冰糖各10克，鸭梨（雪梨）1个。

制作：将梨洗净，靠柄部横切断，挖去核，装入贝母末，再把梨上部拼对好，用竹签固定，放大碗中，加入冰糖和少许水，隔水蒸约40分钟。

用法：吃梨喝汤，每日2次。

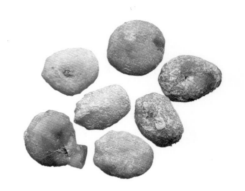

功效：润燥化痰，清肺止咳。

适用：燥痰咳嗽、久咳不止、痰少黏滞、咽干口燥等。

◎ 川贝炖雪梨

原料：川贝母粉5克，雪梨1个（约250克）。

制法：先将雪梨外表面用温开水反复刷洗干净，去除梨柄、梨核仁，将梨切成1厘米见方的雪梨丁，放入炖杯，加川贝母粉，再加水适量，以大火煮沸，再改用小火煨炖30分钟，即成。煨炖时也可加冰糖20克。

用法：早、晚2次分服。

功效：润燥化痰，清肺止咳。

适用：阴虚肺燥咳嗽、久咳不止、痰少、咽干等。

瓜蒌

【原文】味苦，寒。主消渴，身热，烦满大热，补虚安中，续绝伤。一名地楼。生川谷及山阴地。

今释

性味归经 甘、微苦，寒。归肺、胃、大肠经。

功效主治 清热涤痰，宽胸散结，润燥滑肠。用于肺热咳嗽、痰浊黄稠、胸痹心痛、结胸痞满、乳痈、肺痈、肠痈、大便秘结。

用量用法 9～15克，煎服。

使用禁忌 不宜与川乌、制川乌、草乌、制草乌、附子同用。

来　源 本品为葫芦科植物栝蒌或双边栝楼的干燥成熟果实。

形态特征 栝蒌为多年生草质藤本。茎有棱线，卷须2～3歧。叶互生，叶片宽卵状心形，长宽相近，5～14厘米，3～5浅裂至深裂，边缘常再分裂，小裂片较圆，两面稍被毛。雄花生于上端1/3处，3～8朵成总状花序，有时单生，萼片线形，花冠白色，裂片扇状倒三角形，先端流苏长1.5～2厘米；雌花单生，花梗长约6厘米。果实椭圆形至球形，长7～11厘米，果瓤橙黄色；种子扁椭圆形。花、果期7–10月。

采收加工 秋末果实变为淡黄色时采收，悬挂通风处阴干。

别　名 苦瓜、山金匏、药瓜皮。

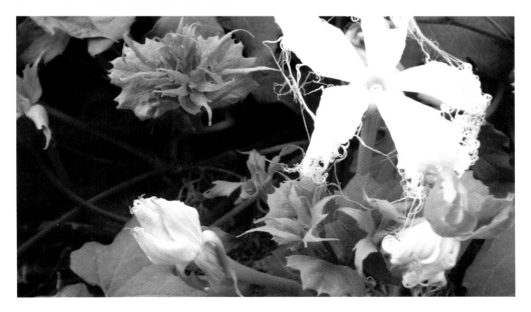

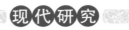
现代研究

化学成分 本品含三萜皂苷、有机酸及盐类、树脂、糖类和色素。种子含脂肪油、皂苷等。瓜蒌皮含多种氨基酸及生物碱等。

药理作用 所含皂苷及皮中总氨基酸有祛痰作用；瓜蒌注射液对豚鼠离体心脏有扩冠作用；对垂体后叶引起的大鼠急性心肌缺血有明显的保护作用；并有降血脂作用。对金黄色葡萄球菌、肺炎链球菌、铜绿假单胞菌、乙型溶血性链球菌及流感杆菌等有抑制作用。瓜蒌仁有致泻作用。

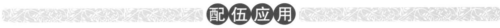
配伍应用

痰热阻肺、咳嗽痰黄、质稠难咯、胸膈痞满：可配黄芩、胆南星、枳实等，如清气化痰丸（《医方考》）。

痰气互结、胸阳不通导致的胸痹疼痛不得卧：常配薤白、半夏用，如瓜蒌薤白白酒汤、瓜蒌薤白半夏汤（《金匮要略》）。

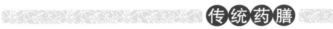
传统药膳

◎ **瓜蒌酒**

原料：瓜蒌30克，黄酒适量。

制法：小火煎取药液。

用法：每日2次，黄酒送服，每次15毫升。

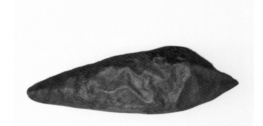

功效：通阳散结，行气祛痰。

适用：痰瘀胸闷。

◎ **瓜蒌雪梨煎**

原料：全瓜蒌30克，雪梨1个（约100克），冰糖6克。

制法：将上3味，加水适量，小火煎煮1小时即可。

用法：食梨喝汤，每日1次。

功效：润肺祛痰。

适用：肺燥所致咳嗽不止。

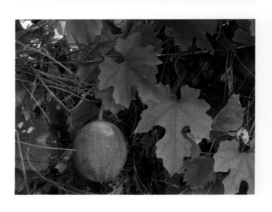

丹参

【原文】味苦，微寒。主心腹邪气，肠鸣幽幽如走水，寒热积聚，破癥除瘕，止烦满，益气。一名郤蝉草。生山谷。

今释

性味归经　苦，微寒。归心、肝经。

功效主治　活血祛瘀，通经止痛，清心除烦，凉血消痈。用于胸痹心痛、脘腹胁痛、癥瘕积聚、热痹疼痛、心烦不眠、月经不调、痛经经闭、疮疡肿痛。

用量用法　10～15克，煎服。活血化瘀宜炙用。

使用禁忌　不宜与藜芦同用。

来　　源　本品为唇形科植物丹参的干燥根及根茎。

形态特征　丹参为多年生草本，高20～80厘米，全株密被柔毛及腺毛。根细长，圆柱形，外皮砖红色。茎四棱形，多分枝。叶对生，有长柄，奇数羽状复叶，小叶通常3～5，卵形或长卵形，顶生的较大，边缘有浅钝锯齿，上面稍皱缩，下面毛较密。总状轮伞花序顶生或腋生；花冠唇形，蓝紫色，上唇稍长，盔状镰形。花期5–10月，果期6–11月。

采收加工　春、秋两季采挖，除去泥沙，干燥。

别　　名　赤参。

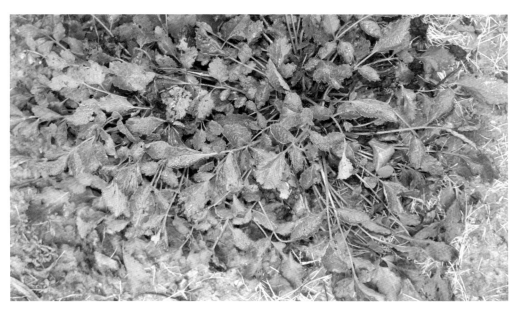

现代研究

化学成分　主要含脂溶性成分和水溶性成分。脂溶性成分包括丹参酮Ⅰ、丹参酮ⅡA、丹参酮ⅡB、丹参酮Ⅲ隐丹参酮、羟基丹参酮、丹参酸甲酯、紫丹参甲素、紫丹参乙素、丹参新酮、丹参醇Ⅰ、丹参醇Ⅱ、丹参醇Ⅲ、丹参酚、丹参醛等。水溶性成分主要

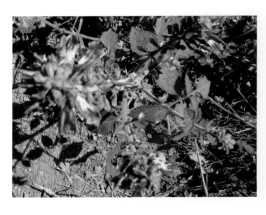

含有丹参素，丹参酸甲、乙、丙，原儿茶酸、原儿茶醛等。

药理作用　能扩张冠脉，增加冠脉血流量，改善心肌缺血，促进心肌缺血或损伤的恢复，缩小心肌梗死范围；能提高耐缺氧能力，对缺氧心肌有保护作用；能改善微循环，促进血液流速；能扩张血管，降低血压。能改善血液流变性，降低血液黏度，抑制血小板聚集和凝血功能，激活纤溶，对抗血栓形成；能保护红细胞膜。能调节血脂，抑制动脉粥样硬化斑块的形成。能保护肝细胞损伤，促进肝细胞再生，有抗肝纤维化作用。能促进骨折和皮肤切口的愈合。能保护胃黏膜、抗胃溃疡。对中枢神经有镇静和镇痛作用。具有改善肾功能、保护缺血性肾损伤的作用。具有抗炎、抗过敏的作用。对金黄色葡萄球菌、多种杆菌、某些癣菌以及钩端螺旋体等有不同程度的抑制作用。

配伍应用

血热瘀滞之证：可单用，研末酒调服，如丹参散（《妇人良方》）；亦常配川芎、当归、益母草等同用，如宁坤至宝丹（《卫生鸿宝》）。

寒凝血滞：配吴茱萸、肉桂等用。

血脉瘀阻所致胸痹心痛、脘腹疼痛：可配伍砂仁、檀香用，如丹参饮（《医学金针》）。

癥瘕积聚：可配伍三棱、莪术、鳖甲等用。

跌打损伤、肢体瘀血作痛：常与当归、乳香、没药等同用，如活络效灵丹（《医学衷中参西录》）。

热毒瘀阻引起的疮痈肿毒：常配伍清热解毒药用。

乳痈初起：可与金银花、连翘等同用，如消乳汤（《医学衷中参西录》）。

血不养心所致失眠、心悸：常与生地黄、酸枣仁、柏子仁等同用，如天王补心丹（《摄生秘剖》）。

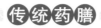

传统药膳

◎ **丹参血藤粥**

原料：丹参15～20克，三七6～10克，鸡血藤30克，粳米300克。

制法：将丹参、三七洗净，加入鸡血藤及适量清水煎煮取浓汁，再把粳米加水煮粥，待粥将成时加入药汁，共煮片刻即成。

用法：每次随意食用，每日1剂。

功效：活血化瘀，通络止痛。

适用：瘀血内阻，经脉不利所致胸痹、关节疼痛等。

◎ **丹参首乌茶**

原料：丹参、制首乌各10克。

制法：先用水将丹参冲洗干净，再用纱布吸干水分，放入瓷碗中和米饭一同蒸煮，然后取出丹参，阴干保存备用。将加工过的丹参和制首乌一起放入保温杯中，以沸水冲泡30分钟。

用法：代茶饮。

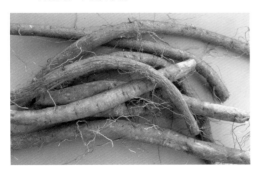

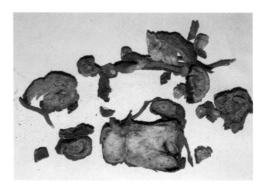

功效：养血活血，补肾固精。

适用：肾虚血亏、须发早白者。

◎ **丹参绿茶**

原料：丹参9克，绿茶3克。

制法：将丹参制成粗末，与茶叶一起用沸水冲泡10分钟。

用法：代茶饮用。

功效：活血祛瘀，止痛除烦。

适用：冠心病、高血压。

◎ **丹参佛手汤**

原料：丹参15克，核桃仁5个，佛手片6克，白糖50克。

制法：将丹参、佛手煎汤，白糖、核桃仁一起捣烂成泥，加入丹参佛手汤中，用小火煎煮10分钟即可食用。

用法：每日2次，连服数日。

功效：疏肝解郁，除烦安神。

适用：失眠、心悸等。

厚朴

【原文】味苦，温。主中风、伤寒头痛，寒热，惊悸，气血痹死肌，去三虫。生山谷。

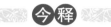

今释

性味归经　苦、辛，温。归脾、胃、肺、大肠经。

功效主治　燥湿消痰，下气除满。用于湿滞伤中、脘痞吐泻、食积气滞、腹胀便秘、痰饮喘咳。

用量用法　3～10克，煎服，或入丸、散。

使用禁忌　孕妇忌服。

来　　源　本品为木兰科植物厚朴或凹叶厚朴的干燥干皮、根皮及枝皮。

形态特征　厚朴为落叶乔木，高7～15米；树皮紫褐色，冬芽由托叶包被，开放后托叶脱落。单叶互生，密集小枝顶端，叶片椭圆状倒卵形，革质，先端钝圆或具短尖，基部楔形或圆形，全缘或微波状，背面幼时被灰白色短茸毛，老时呈白粉状。花与叶同时开放，单生枝顶，白色，直径约15厘米，花梗粗壮，被棕色毛；雄蕊多数；雌蕊心皮多数，排列于延长的花托上。聚合果圆卵状椭圆形，木质。花期5－6月，果

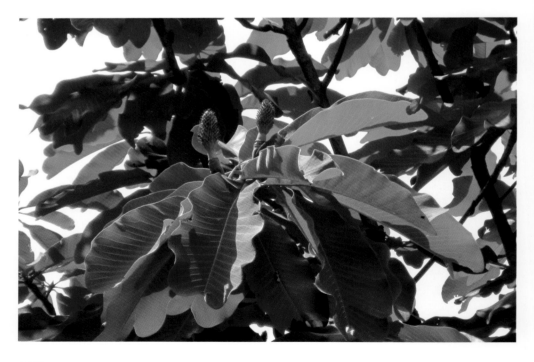

期8–10月。

采收加工 4–6月剥取，根皮及枝皮直接阴干；干皮置沸水中微煮后堆置阴湿处，"发汗"至内表面变紫褐色或棕褐色时，蒸软，取出，卷成筒状，干燥。

别　　名 赤朴、烈朴、厚皮。

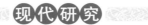

现代研究

化学成分 含挥发油约1%，油中主要含 β–桉油醇和厚朴酚。此外，还含有少量的木兰箭毒碱、厚朴碱及鞣质等。

药理作用 厚朴煎剂对肺炎链球菌、白喉棒状杆菌、乙型溶血性链球菌、枯草杆菌、志贺氏及施氏痢疾杆菌、金黄色葡萄球菌、炭疽杆菌及若干皮肤真菌均有抑制作用。厚朴碱、异厚朴酚有明显的中枢性肌肉松弛作用。厚朴碱、木兰箭毒碱能松弛横纹肌。对肠管，小剂量出现兴奋，大剂量则为抑制。厚朴酚对实验性胃溃疡有防治作用。厚朴有降压作

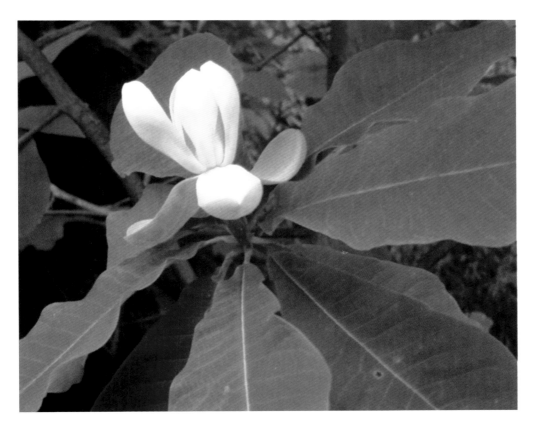

用，降压时能反射性地引起呼吸兴奋、心率增加。

配伍应用

血湿阻中焦、脘腹胀满：常与苍术、陈皮等同用，如平胃散（《和剂局方》）。

热结便秘：配大黄、芒硝、枳实，即大承气汤（《伤寒论》）。

痰饮阻肺、肺气不降、咳喘胸闷：可与紫苏子、陈皮、半夏等同用，如苏子降气汤（《和剂局方》）。

寒饮化热、胸闷气喘、喉间痰声漉漉、烦躁不安：与麻黄、石膏、杏仁等同用，如厚朴麻黄汤（《金匮要略》）。

宿有喘病、因外感风寒而发者：可与桂枝、杏仁等同用，如桂枝和厚朴杏子汤（《伤寒论》）。

传统药膳

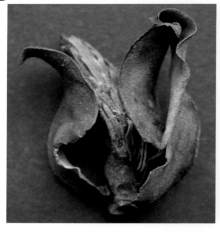

◎ **香薷厚朴饮**

原料：厚朴、白扁豆各5克，香薷10克，砂糖少许。

制法：将香薷、厚朴剪碎，白扁豆炒黄捣碎，放入保温杯中，以沸水冲泡，盖严温浸1小时后加糖调味。

用法：每日1剂，分2次饮服。

功效：发汗解表，化湿和中。

适用：暑热所致胸闷汗多、心烦口干、疲倦等。

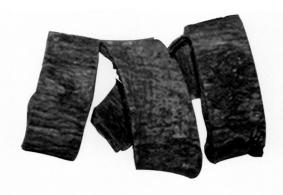

淡竹叶

【原文】味苦，平。主欬逆上气，溢筋急，恶疡，杀小虫。根，作汤，益气止渴，补虚下气。汁，主风痉。实，通神明，益气。

今释

性味归经 甘、辛、淡，寒。归心、胃、小肠经。

功效主治 清热泻火，除烦止渴，利尿通淋。用于热病烦渴、小便短赤涩痛、口舌生疮。

用量用法 6～10克，煎服。

使用禁忌 孕妇忌用。

来　　源 本品为禾本科植物淡竹叶的干燥茎叶。

形态特征 淡竹叶为多年生草本，高40～100厘米。根茎短缩而木化。秆直立，中空，节明显。叶互生，广披针形，先端渐尖，基部收缩成柄状，无毛或两面有小刺毛，脉平行并有小横脉；叶舌短小，质硬，具缘毛。圆锥花序顶生，小枝开展；小穗狭披针形。颖果深褐色。花、果期6–10月。

采收加工 夏季未抽花穗前采割，晒干。

别　　名 山冬、山鸡米、长竹叶、野麦门冬、土麦门冬。

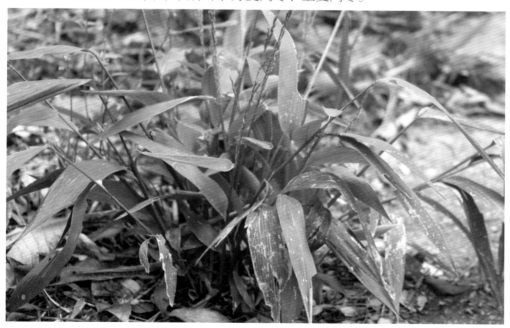

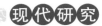

现代研究

化学成分　本品含三萜类化合物，如芦竹素、白茅素、蒲公英赛醇及甾类物质如 β–谷甾醇、豆甾醇、菜油甾醇、蒲公英甾醇等。

药理作用　本品水浸膏有退热作用；本品利尿作用较弱而增加尿中氯化物的排出量作用则较强；其粗提物有抗肿瘤作用；其水煎剂对金黄色葡萄球菌、乙型溶血性链球菌有抑制作用。此外，淡竹叶还有升高血糖作用。

配伍应用

血热病伤津、烦热口渴：常配石膏、知母、玄参等用，如清瘟败毒饮（《疫疹一得》）。

热病后期、余热未清、气津两伤之证：配人参、麦冬等用，如竹叶石膏汤（《伤寒论》）。

口舌生疮、小便短赤涩痛：常配木通、生地黄等用，如导赤散（《小儿药证直诀》）。

温病热陷心包、神昏谵语之证：常配玄参、莲子心、连翘心等用，如清宫汤（《温病条辨》）。

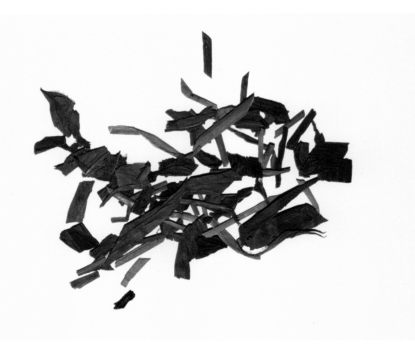

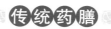 传统药膳

◎ **竹叶沙参粥**

原料：淡竹叶10克，沙参30克，粳米100克。

制法：先把淡竹叶、沙参水煎去渣，取汁备用；把粳米淘洗干净，入药汁中煮粥待用。

用法：每日早、晚温热食服。虚寒证者忌服。

功效：清热益气。

适用：夏季暑热伤气、心烦呕恶、肢软乏力者。

◎ **竹叶灯心乳**

原料：淡竹叶6克，灯心草3克，牛奶适量。

制法：每次用淡竹叶、灯心草先煎，取汁10毫升，放入牛奶中和匀。

用法：每日数次，不拘多少。

功效：清心火，利小便。

适用：小便不利。

◎ **竹叶甘草莲子汤**

原料：淡竹叶30克，甘草10克，莲子50克。

制法：将上3味，加水同煮至莲子熟。

用法：喝汤吃莲子，每日1次，连服3日。

功效：清心利尿。

适用：心火亢盛导致的小便灼热、淋痛。

◎ **淡竹叶茶**

原料：淡竹叶10克。

制法：将淡竹叶放入水中，煮半小时。

用法：代茶饮。

功效：清热除烦，利尿。

适用：口舌生疮、心烦、小便涩痛。

◎ **竹叶蓟草汤**

原料：新鲜淡竹叶、大蓟、小蓟各10克，白糖适量。

制法：水煎服。

用法：每日2次。

功效：凉血止血。

适用：血热尿血。

玄参

【原文】味苦，微寒，无毒。主腹中寒热积聚，女子产乳余疾。补肾气，令人目明。一名重台。生川谷。

 今释

性味归经 甘、苦、咸，微寒。归肺、胃、肾经。

功效主治 清热凉血，滋阴降火，解毒散结。用于热入营血、温毒发斑、热病伤阴、舌绛烦渴、津伤便秘、骨蒸劳嗽、目赤、咽痛、白喉、瘰疬、痈肿疮毒。

用量用法 9～15克，煎服。

使用禁忌 脾胃虚寒、食少便溏者不宜服用。不宜与藜芦同用。

来　　源 本品为玄参科植物玄参的干燥根。

形态特征 玄参为多年生草本。根肥大。茎直立，四棱形，光滑或有腺状毛。茎下部叶对生，近茎顶互生，叶片卵形或卵状长圆形，边缘有细锯齿，下面疏生细毛。聚伞花序顶生，开展成圆锥状，花冠暗紫色。蒴果卵圆形，萼宿存。花期6-10月，果期9-11月。

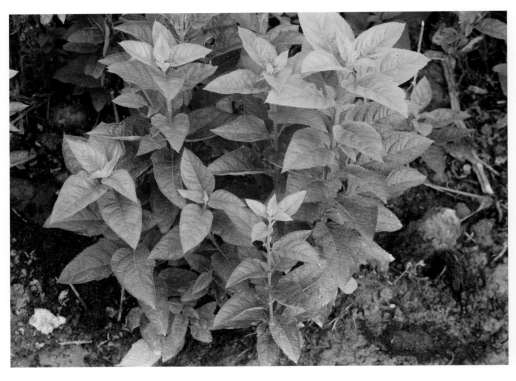

采收加工　冬季茎叶枯萎时采挖，除去根茎、幼芽、须根及泥沙，晒或烘至半干，堆放3～6日，反复数次至干燥。

别　　名　元参、浙玄参、黑参、乌元参。

现代研究

化学成分　本品含哈巴苷、哈巴苷元、桃叶珊瑚苷、6-对甲基梓醇、浙玄参苷甲、乙等环烯醚萜类化合物及生物碱、植物甾醇、油酸、硬脂酸、葡萄糖、天冬酰胺、微量挥发油等。

药理作用　本品水浸剂、醇浸剂和煎剂均有降血压作用。其醇浸膏水溶液能增加小鼠心肌营养血流量，并可对抗垂体后叶素所致的冠脉收缩。本品对金黄色葡萄球菌、白喉棒状杆菌、伤寒沙门菌、乙型溶血性链球菌、铜绿假单胞菌、福氏痢疾杆菌、大肠埃希菌、须发癣菌、絮状表皮癣菌、羊毛状小芽孢菌和星形奴卡氏菌均有抑制作用。此外，本品还有抗炎、镇静、抗惊厥作用。

配伍应用

温病热入营分、身热夜甚、心烦口渴、舌绛脉数：常配生地黄、丹参、连翘等用，如清营汤（《温病条辨》）。

温病邪陷心包、神昏谵语：可配麦冬、竹叶卷心、连翘心等用，如清营汤（《温病条辨》）。

温热病、气血两燔、发斑发疹：可配石膏、知母等用，如化斑汤（《温病条辨》）。

热病伤阴、津伤便秘：常配生地黄、麦冬用，如增液汤（《温病条辨》）。

肺肾阴虚、骨蒸劳嗽：可配百合、生地黄、贝母等用，如百合固金汤（《慎斋遗书》）。

肝经热盛、目赤肿痛：可配栀子、大黄、羚羊角等用，如玄参饮（《审视瑶函》）。

瘟毒热盛、咽喉肿痛、白喉：可配黄芩、连翘、板蓝根等用，如普济消毒饮（《东垣试效方》）。

痰火郁结所致瘰疬：配浙贝母、牡蛎用，如消瘰丸（《医学心悟》）。

痈肿疮毒：可配金银花、连翘、蒲公英等用。

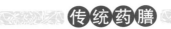

传统药膳

◎ 玄参乌梅粥

原料：玄参、乌梅各15克，糯米30克。

制法：先将玄参、乌梅加水适量煎煮，去渣取汁；糯米加水煮成稀粥，等粥成时兑入药汁、冰糖，稍煮即可。

用法：早餐食用。

功效：滋阴清热，生津润喉。

适用：慢性咽炎。

◎ 玄参二冬粥

原料：玄参、麦冬、天冬各10克，粳米70克。

制法：玄参、麦冬、天冬放入锅内，加水煎煮成汁，去渣，留取汁液；将粳米淘洗净后倒入锅内，加汁液、适量水烧沸，煮至米熟烂成稀粥，加入白糖即可。

用法：每日1次，连服7日。

功效：养阴生津，润肺利咽。

适用：干咳、咽痛、心烦、舌红绛者。

◎ 玄参桔梗茶

原料：玄参、麦冬各15克，桔梗10克，生甘草3克。

制法：先将玄参、麦冬、生甘草、桔梗分别洗净，晒干切成片，同放入砂锅，加水适量煎煮30分钟，用纱布过滤取汁，放入容器中。

用法：早、晚各服1次。

功效：软坚散结，清热解毒。

适用：慢性咽炎、扁桃体炎。

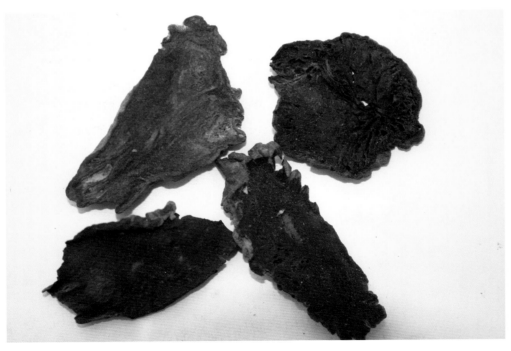

南沙参

【原文】味苦，微寒。主血积，惊气，除寒热，补中益肺气。久服利人。一名知母。生川谷。

性味归经 甘，微寒。归肺、胃经。

功效主治 养阴清肺，益胃生津，化痰，益气。用于肺热燥咳、阴虚劳嗽、干咳痰黏、胃阴不足、食少呕吐、气阴不足、烦热口干。

用量用法 9～15克，煎服。

使用禁忌 不宜与藜芦同用。

来　　源 本品为桔梗科植物轮叶沙参或沙参的干燥根。

形态特征 沙参为多年生草本，茎高40～80厘米，不分枝，常被短硬毛或长柔毛。基生叶心形，大而具长柄；茎生叶无柄，或仅下部的叶有极短而带翅的柄；叶片椭圆形、狭卵形，基部楔形，长3～11厘米，宽1.5～5厘米。先端急尖或短渐尖，边缘有不整齐的锯齿，两面疏生短毛或长硬毛，或近无毛。花序不分枝而成假总状花序，或有短分枝而成极狭的圆锥花序，极少具长分枝而成圆锥花序的；花梗长不足5毫米；花萼常被短柔毛或粒状毛，少数无毛，筒部常倒卵状，少数为倒卵状圆锥形，裂片5，狭长，多为钻形，少数为条状披针形；花冠宽钟状，蓝色或紫色，外面无毛或有硬毛，裂片5，三角状卵形；花盘短筒状，无毛；雄蕊5，花丝下部扩大成片状，花药细长；花柱常略长于花冠，柱头3裂，子房下位，3室。蒴果椭圆状球形，极少为椭圆状，长6～10毫米；种子多数，棕黄色，稍扁，有1条棱，长约1.5厘米。花、果期8–10月。

采收加工 春、秋两季采挖，除去须根，洗后趁鲜刮去粗皮，洗净，干燥。

别　　名 沙参、桔参、轮叶沙参、四叶沙参。

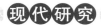

化学成分 轮叶沙参含三萜类皂苷、黄酮类化合物、多种萜类和烃类混合物、蒲公英萜酮、β–谷甾醇、胡萝卜苷、饱和脂肪酸、沙参酸甲酯和沙参醇。沙参中含呋喃香豆精类。

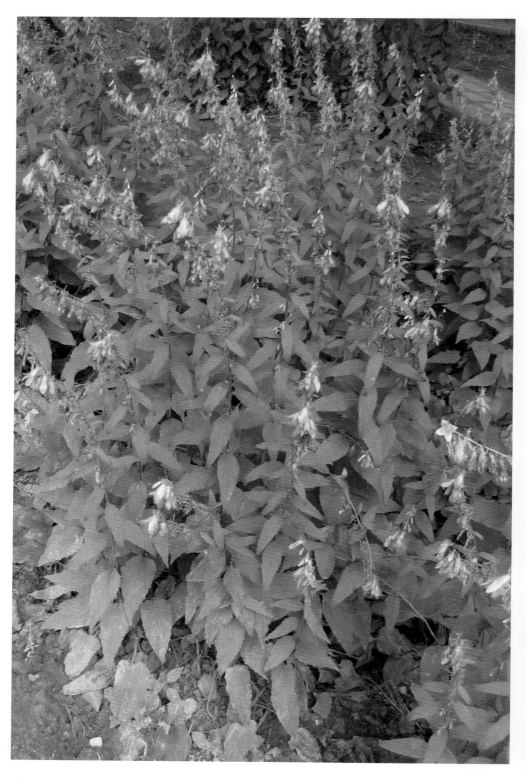

药理作用 杏叶沙参可提高细胞免疫和非特异性免疫，且可抑制体液免疫，具有调节免疫平衡的功能；轮叶沙参有祛痰作用，其祛痰作用较紫菀差；1%沙参浸剂对离体蟾蜍心脏有明显的强心作用；体外试验，沙参水浸剂（1∶2）有抗真菌作用。

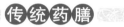

配伍应用

阴虚肺燥有热导致的干咳痰少、咳血或咽干音哑等：常与北沙参、麦冬、杏仁等配伍。

胃阴虚有热导致的口燥咽干、大便秘结、舌红少津及饥不欲食、呕吐等：多与玉竹、麦冬、生地黄等配伍，如益胃汤（《温病条辨》）。

传统药膳

◎ **参鸭汤**

原料：沙参、百合各30克，肥鸭肉150克。

制法：将沙参、百合、鸭肉分别洗净，一同入锅，加水适量，先用大火烧沸，再用小火炖至鸭肉熟烂即成。

用法：饮汤吃鸭肉。常服。

功效：养阴润肺，清热化痰。

适用：阴虚肺燥有热之干咳痰少、咳血或咽干音哑等。

◎ **沙参玉竹粥**

原料：沙参20克，冰糖10克，玉竹15克，粳米100克。

制法：将玉竹、沙参泡软洗净，入锅，掺水烧开后加入粳米，待粳米将熟时，拣出沙参、玉竹，加入冰糖煮成粥食用。

用法：早餐食用。

功效：滋阴润肺，养胃祛痰。

适用：肺热烦躁、干咳少痰或者因肺气不足、肺胃阴虚导致的久咳无痰、咽干，以及热病后津伤口渴等。

◎ **沙参粥**

原料：沙参30克，粳米100克，冰糖适量。

制法：先煎沙参，去渣取汁再加入洗净的粳米，煮至米熟后加入冰糖，稍煮为稀粥。

用法：每日早、晚温食。

功效：润肺养胃。

适用：肺胃阴虚。

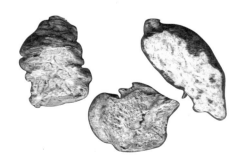

苦参

【原文】味苦，寒。主心腹结气，癥瘕、积聚，黄疸，溺有余沥，逐水，除痈肿，补中明目止泪。一名水槐，一名苦蘵。生山谷及田野。

今释

性味归经	苦，寒。归心、肝、胃、大肠、膀胱经。
功效主治	清热燥湿，杀虫，利尿。用于热痢、便血、黄疸尿闭、赤白带下、阴肿阴痒、湿疹、湿疮、皮肤瘙痒、疥癣麻风；外治滴虫性阴道炎。
用量用法	5～10克，煎服。外用：适量，煎汤洗患处。
使用禁忌	脾胃虚寒者忌用，不宜与藜芦同用。
来　　源	本品为豆科植物苦参的干燥根。
形态特征	苦参为草本或亚灌木奇数羽状复叶，托叶线形，小叶片11～25，长椭圆形至披针形，上面无毛，下面疏被柔毛。总状花序顶生，被短毛；苞片线形。花萼钟形，先端5裂；花冠蝶形，淡黄色或白色，旗瓣匙形，较其他花瓣稍长，翼瓣无耳。荚果线形，于种子间微缢缩，略呈念珠状，熟后不裂。花、果期6-9月。
采收加工	春、秋两季采挖，除去根头及小支根，洗净，干燥，或趁鲜切片，干燥。
别　　名	苦骨、地参、牛参、川参、地骨、凤凰爪、野槐根、山槐根。

现代研究

化学成分	本品含苦参碱、氧化苦参碱、异苦参碱、槐果碱、异槐果碱、槐胺碱、氧化槐果碱等生物碱。此外，还含苦醇C、苦醇G、异苦参酮、苦参醇、新苦参醇等黄酮类化合物。
药理作用	本品对心脏有明显的抑制作用，可使心率减慢，心肌收缩力减弱，心输出量减少；苦参、苦参碱、苦参黄酮均有抗心律失常作用；苦参注射液对抗乌头碱所致的心律失常，作用较快而持久，并有降压作用；其煎剂对结核分枝杆菌、志贺菌属、金黄色葡萄球菌、大肠埃希菌均有抑制作用，对多种皮肤真菌也有抑制作用。还有利尿、抗炎、抗过敏、镇静、平喘、祛痰、升高白细胞、抗肿瘤等作用。

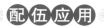

配伍应用

血痢不止：可单用，或配木香用，如香参丸（《奇方类编》）。

湿热便血、痔漏出血：可配生地黄用，如苦参地黄丸（《外科大成》）。

疥癣：可配花椒煎汤外搽，如参椒汤（《外科证治全书》），或配硫黄、枯矾制成软膏外涂。

湿热蕴结导致的小便不利、灼热涩痛：常配石韦、车前子、栀子等用。

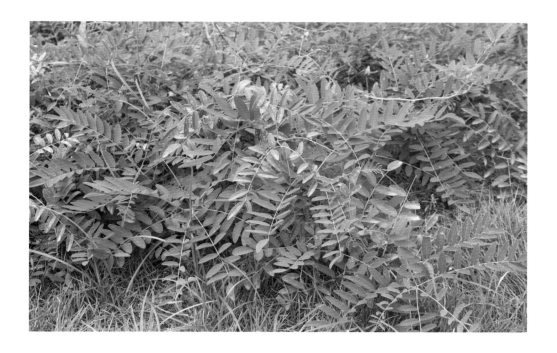

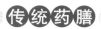

传统药膳

◎ **苦参茶**

原料：苦参10克。

制法：加水300毫升，煎取150毫升。

用法：每日1剂，分2次服。

功效：清热解毒，利湿，抗病毒，抗心律失常。

适用：病毒性心肌炎、心律失常。

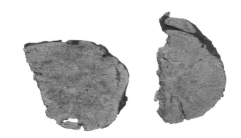

171

续断

【原文】味苦，微温。主伤寒，补不足，金疮痈，伤折跌，续筋骨，妇人乳难。久服益气力。一名龙豆，一名属折。生山谷。

今释

性味归经 苦、辛，微温。归肝、肾经。

功效主治 补肝肾，强筋骨，续折伤，止崩漏。用于肝肾不足、腰膝酸软、风湿痹痛、跌仆损伤、筋伤骨折、崩漏、胎漏。盐续断多用于腰膝酸软。

用量用法 9～15克，煎服，或入丸、散。外用：适量，研末敷，崩漏下血宜炒用。

使用禁忌 风湿热痹者忌服。

来　　源 本品为川续断科植物川续断的干燥根。

形态特征 川续断为多年生草本，高50～100厘米。根数条并生；茎直立有棱，并有刺毛。叶对生，基生叶有长柄，叶片羽状分裂；茎生叶有短柄，叶片3裂，中央裂片大，边缘有粗锯齿，叶面被短毛或刺毛。头状花序；总苞片窄线形，数枚，苞片倒卵形，顶端有尖头状长喙；花冠白色或淡黄色。花期7～9月，果期9～11月。

采收加工 秋季采挖，除去根头及须根，用火烘至半干，堆置"发汗"至内部变绿色时，再烘干。

别　　名 龙豆、属折、接骨、南草。

现代研究

化学成分 本品含三萜皂苷类、挥发油。

药理作用 续断有抗维生素E缺乏症的作用。对疮疡有排脓、止血、镇痛、促进组织再生作用。可促进去卵巢小鼠子宫的生长发育。

配伍应用

　　肾阳不足，下元虚冷导致的阳痿不举、遗精滑泄、遗尿尿频等：常与鹿茸、肉苁蓉、菟丝子等配伍，如鹿茸续断散（《鸡峰普济方》）；或与远志、蛇床子、山药等同用，如远志丸（《外台秘要》）。

滑泄不禁之症：可与龙骨、茯苓等同用，如锁精丸（《瑞竹堂经验方》）。

肝肾不足兼寒湿痹痛：可与防风、川乌等配伍，如续断丸（《和剂局方》）。

肝肾不足导致的崩漏下血、胎动不安等症：配伍侧柏炭、当归、艾叶等（《永类钤方》）。

滑胎症：与桑寄生、阿胶等配伍，如寿胎丸（《医学衷中参西录》）。

跌打损伤、瘀血肿痛、筋伤骨折：常与桃仁、红花、穿山甲、苏木等配伍同用。

脚膝折损愈后失补、筋缩疼痛：与当归、木瓜、黄芪等同用，如邱祖伸筋丹（《赛金丹》）。

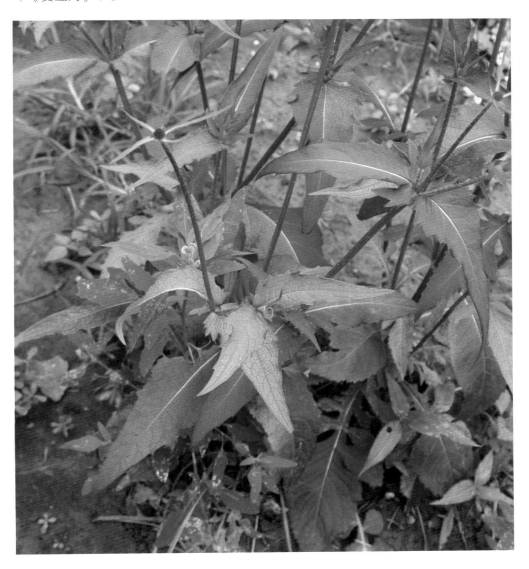

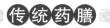

传统药膳

◎ 续断粥

原料：续断10克，大米100克，白糖适量。

制法：将续断择净，放入锅中，加清水适量，浸泡5~10分钟后水煎取汁，加大米煮粥，待粥熟时下白糖，再煮一二沸即成。

用法：每日1剂，连服3~5日。

功效：补益肝肾，强筋健骨，安胎固胎，续折疗损。

适用：肝肾不足所致腰膝酸软、足膝无力、跌打损伤、筋断骨折、胎动不安或习惯性流产等。

◎ 续断炖羊腰

原料：续断15克，羊腰子250克，料酒10毫升，姜5克，大葱10克，盐、鸡精、胡椒粉各3克，鸡油25毫升。

制法：将续断润透，切薄片；羊腰洗净，切开，除白色臊腺；姜切片，葱切段。将续断、羊腰、料酒、姜、葱同入炖锅内，加水置大火烧沸，再用小火炖煮25分钟，加入盐、鸡精、鸡油、胡椒粉调味即成。

用法：佐餐食用，每日1次。

功效：补肝肾，强筋骨，通血脉。

适用：腰膝酸软、关节酸痛、跌打损伤、骨折、腿抽筋、骨质疏松等。

◎ 续断炖猪腰子

原料：续断60克，猪腰子4枚。

制法：续断与猪腰子加水炖，以猪腰子煮熟为度。

用法：适量食用。

功效：补肝肾，续筋骨，调血脉。

适用：水肿、腰痛、阳痿。

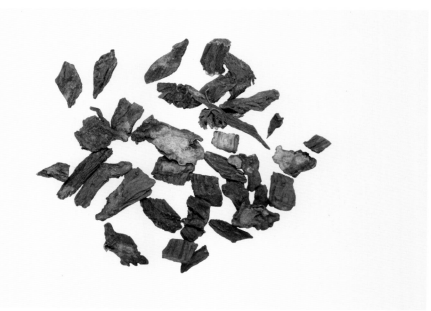

山茱萸

【原文】味酸，平。主心下邪气，寒热，温中，逐寒湿痹，去三虫。久服轻身。一名蜀枣。生川谷。

性味归经	酸、涩，微温。归肝、肾经。
功效主治	补益肝肾，收涩固脱。用于眩晕耳鸣、腰膝酸痛、阳痿遗精、遗尿尿频、崩漏带下、大汗虚脱、内热消渴。
用量用法	6～12克，煎服。
使用禁忌	凡命门火炽、强阳不痿、素有湿热、小便淋涩者忌服。
来　　源	本品为山茱萸科植物山茱萸的干燥成熟果肉。
形态特征	山茱萸为落叶小乔木。单叶对生，卵形至椭圆形，稀卵状披针形。叶对生，长5～7厘米，全缘，脉腋间有黄褐色毛丛，侧脉5～8对，弧形平行排列。伞形花序，具卵状苞片4，花先叶开放，黄色。核果长椭圆形，熟时樱红色。花期3–4月，果期9–10月。
采收加工	秋末冬初果皮变红时采收果实，用小火烘或置沸水中略烫后，及时除去果核，干燥。
别　　名	药枣、茱萸肉。

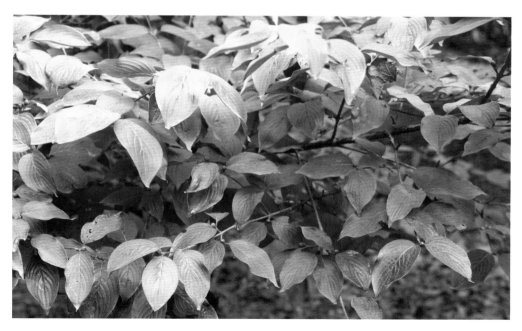

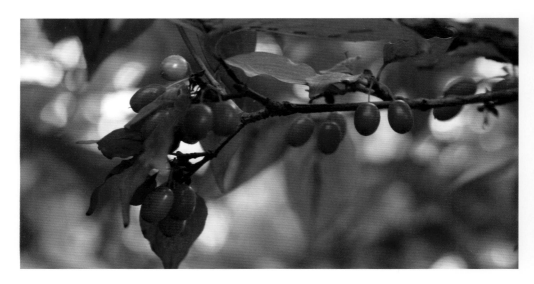

现代研究

化学成分 果实含山茱萸苷、乌索酸、莫罗忍冬苷、7-O-甲基莫罗忍冬苷、獐牙菜苦素、番木鳖苷。此外，还有没食子酸、苹果酸、酒石酸、维生素A原，以及皂苷、鞣质等。

药理作用 果实煎剂在体外对痢疾杆菌、金黄色葡萄球菌及堇毛癣菌、流感病毒等有不同程度的抑制作用。山茱萸注射液能强心、升压，并能抑制血小板聚集，抗血栓形成。山茱萸醇提取物对四氧嘧啶、肾上腺素性及链脲佐菌素（STZ）所形成的大鼠糖尿病，有明显的降血糖作用。山茱萸流浸膏对麻醉犬有利尿作用。山茱萸对非特异性免疫功能有增强作用，体外试验能抑制腹水癌细胞。有抗实验性肝损害作用。对于因化学疗法及放射疗法引起的白细胞下降，有使其升高的作用。且有抗氧化作用。有较弱的兴奋副交感神经作用。所含鞣质有收敛作用。

配伍应用

　　肝肾阴虚、头晕目眩、腰酸耳鸣：常与熟地黄、山药等配伍，如六味地黄丸（《小儿药证直诀》）。

　　命门火衰、腰膝冷痛、小便不利：常与肉桂、附子等同用，如肾气丸（《金匮要略》）。

　　肾阳虚阳痿：多与补骨脂、巴戟天、淫羊藿等配伍。

　　肾虚精关不固导致的遗精、滑精：常与熟地黄、山药等同用，如六味地黄丸（《小儿药证直诀》）、肾气丸（《金匮要略》）。

　　肾虚膀胱失约导致的遗尿、尿频：常与覆盆子、金樱子、桑螵蛸等同用。

　　妇女肝肾亏损、冲任不固导致的崩漏及月经过多：常与熟地黄、白芍药、当归等同用，如加味四物汤（《傅青主女科》）。

　　脾气虚弱、冲任不固所致漏下不止：常与龙骨、黄芪、白术、五味子等同用，如固冲汤（《医学衷中参西录》）。

　　大汗欲脱或久病虚脱：常与人参、附子、龙骨等同用，如来复汤（《医学衷中参西录》）。

传统药膳

◎ **山茱萸粥**

　　原料：山茱萸15克，粳米60克，白糖适量。

　　制法：将山茱萸洗净，与粳米同入砂锅煮粥，粥将成时加入白糖稍煮即可。

　　用法：每日分2次食用。

　　功效：补肾精，助肾阳，固精敛汗。

　　适用：头晕目眩、耳鸣腰酸、遗精、遗尿、尿频、虚汗不止等。

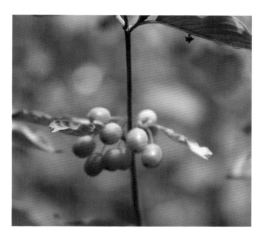

◎ **山茱萸肉瘦肉汤**

　　原料：山茱萸9克，瘦肉90克。

　　制法：山茱萸布包，煎汤去渣，加瘦肉煮熟。

　　用法：吃肉喝汤，每日1剂，连服7～8日。

　　功效：补益肝肾，益气养血。

　　适用：肾虚膀胱失约所致遗尿、尿频者。

◎ **山茱萸炖甲鱼**

　　原料：山茱萸20克，甲鱼250克，大枣20枚，姜、葱、盐各适量。

　　制法：将甲鱼剁去头、爪，除去内脏；山茱萸洗净；大枣洗净去核；葱洗净切段，姜切片。山茱萸放入锅内，加水2000毫升，煎煮20分钟，加入甲鱼、大枣、姜、葱、盐，炖熬1个小时即成。

　　用法：每日2次，每次100克，吃甲鱼肉喝汤，佐餐、单食均可。

　　功效：滋阴补肾，益气补血。

　　适用：腰膝酸软、夜尿频多等。

石韦

【原文】味苦，平。主劳热，邪气五癃闭不通，利小便水道。一名石勒蹨。生山谷石上。

今释

性味归经 甘、苦，微寒。归肺、膀胱经。

功效主治 利尿通淋，清肺止咳，凉血止血。用于热淋、血淋、石淋、小便不通、淋沥涩痛、肺热喘咳、吐血、衄血、尿血、崩漏。

用量用法 6～12克，煎服。

使用禁忌 阴虚及无湿热者忌服。

来　　源 本品为水龙骨科植物庐山石韦、石韦或有柄石韦的干燥叶。

形态特征 植株高10～30厘米。根茎如粗铁丝，横走，密生鳞片。叶近二型，不育叶和能育叶同形，叶片披针形或长圆披针形，基部楔形，对称。孢子囊群在侧脉间紧密而整齐地排列，初为星状毛包被，成熟时露出，无盖。

采收加工 全年均可采收，除去根茎及根，晒干或阴干。

别　　名 石皮、石剑、石兰、金星草。

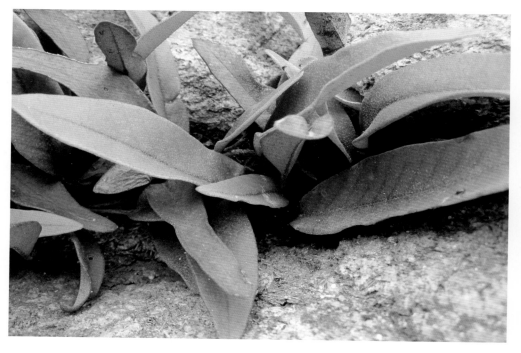

现代研究

化学成分 石韦含β−谷甾醇、杧果苷、异杧果苷、延胡索酸等。

药理作用 石韦煎剂对金黄色葡萄球菌、变形杆菌、大肠埃希菌等有不同程度的抑制作用。有抗病毒、镇咳、祛痰作用。

配伍应用

血淋：与当归、蒲黄、芍药同用，如石韦散（《千金方》）。

热淋：以本品与滑石为末服。

石淋：与滑石为末，用米饮或蜜冲服，如石韦散（《古今录验》）。

肺热咳喘气急：可与鱼腥草、黄芩、芦根等同用。

血热妄行所致吐血、衄血、尿血、崩漏：可单用或随证配伍侧柏叶、白茅根、栀子等同用。

传统药膳

◎ 石韦茶

原料：石韦20克，绿茶2克。

制法：将石韦洗净，加水适量煮沸，取汁冲泡绿茶。

用法：代茶频饮。

功效：利尿通淋，清热止血。

适用：湿热型尿路感染。

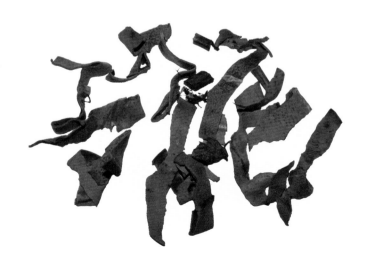

白芷

【原文】味辛，温。主女人漏下赤白，血闭阴肿，寒热，风头侵目泪出，长肌肤润泽，可作面脂。一名芳香。生川谷。

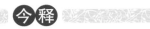

今释

性味归经 辛，温。归胃、大肠、肺经。

功效主治 解表散寒，祛风止痛，宣通鼻窍，燥湿止带，消肿排脓。用于感冒头痛、眉棱骨痛、鼻塞流涕、鼻鼽、鼻渊、牙痛、带下、疮疡肿痛。

用量用法 3～10克，煎服。外用：适量。

来　　源 本品为伞形科植物白芷或杭白芷的干燥根。

形态特征 白芷为多年生草本，高1～2米。茎粗壮，中空，常带紫色，近花序处有短毛。基生叶有长柄，基部叶鞘紫色，叶片2～3回羽状分裂，最终裂片长圆形、卵圆形或披针形。复伞形花序，花白色。双悬果椭圆形，无毛或极少毛，分果侧棱成翅状。花期7–8月，果期8–9月。

采收加工 夏、秋两季叶黄时采挖，除去须根及泥沙，晒干或低温干燥。

别　　名 芳香、苻蓠、泽芬、香白芷。

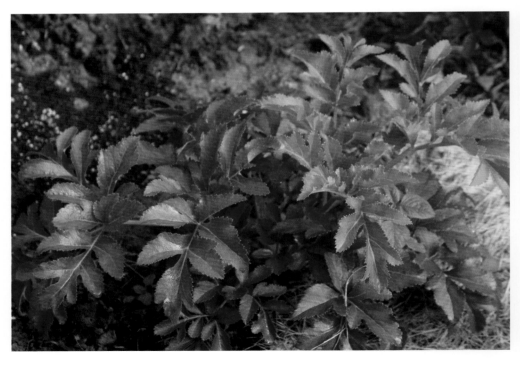

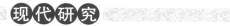

现代研究

化学成分 白芷与杭白芷的化学成分相似，主要含挥发油，并含欧前胡素、白当归素等多种香豆素类化合物，另含白芷毒素、花椒毒素、甾醇、硬脂酸等。

药理作用 小量白芷毒素有兴奋中枢神经、升高血压作用，并能引起流涎呕吐；大量白芷毒素能引起强直性痉挛，继以全身麻痹。白芷能对抗蛇毒所致的中枢神经系统抑制。白芷水煎剂对大肠埃希菌、志贺菌属、伤寒沙门菌、铜绿假单胞菌、变形杆菌有一定的抑制作用；有解热、抗炎、镇痛、解痉、抗癌作用。异欧前胡素等成分有降血压作用。呋喃香豆素类化合物为"光活性物质"，可用以治疗白癜风及银屑病。水浸剂对奥杜盎小芽孢癣菌等致病真菌有一定的抑制作用。

配伍应用

外感风寒、头身疼痛、鼻塞流涕之证：常与防风、羌活、川芎等同用，如九味羌活汤（《此事难知》）。

阳明头痛、眉棱骨痛、头风痛等：属外感风寒者，可单用，即都梁丸（《百一选方》）；或与防风、细辛、川芎等同用，如川芎茶调散（《和剂局方》）；属外感风热者，可配伍薄荷、菊花、蔓荆子等。

风冷牙痛：可与细辛、全蝎、川芎等同用，如一捻金散（《御药院方》）。

风热牙痛：可配伍石膏、荆芥穗等，如风热散（《仙拈集》）。

风寒湿痹、关节疼痛、屈伸不利者：可与苍术、草乌、川芎等同用，如神仙飞步丹（《袖珍方》）。

鼻渊、鼻塞不通、浊涕不止、前额疼痛：与苍耳子、辛夷等同用，如苍耳子散（《济生方》）。

寒湿下注，白带过多者：可与鹿角霜、白术、山药等同用。

湿热下注，带下黄赤者：宜与车前子、黄柏等同用。

疮疡初起，红肿热痛者：每与金银花、当归、穿山甲等药配伍，如仙方活命饮（《校注妇人良方》）。

脓成难溃者：常与益气补血药同用，如托里消毒散（《外科正宗》）、托里透脓散（《医宗金鉴》）。

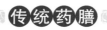

传统药膳

◎ **白芷粥**

原料：白芷10克，大米100克。

制法：将白芷择净，放入锅中，加清水适量，浸泡5～10分钟后，水煎取汁，加大米煮为稀粥。

用法：每日1～2剂，连续2～3日。

功效：祛风解表，宣通鼻窍。

适用：外感风寒所致鼻塞、头痛、眉棱骨痛等。

◎ **白芷鲤鱼汤**

原料：白芷15克，鲤鱼1条（100～150克）。

制法：将鱼如常法治净，白芷以面包，加水适量，共煮至熟，入调味品适量即可。

用法：吃鱼喝汤，隔日1次。

功效：调养气血，丰满乳房。

适用：乳房气血不足。

◎ **白芷菊花茶**

原料：白芷、菊花各9克。

制法：将菊花、白芷研成细末，开水冲泡。

用法：代茶饮。

功效：祛风平肝，解痉止痛。

适用：偏头痛。

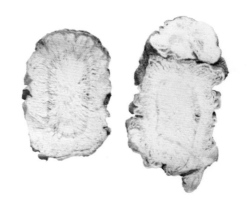

升麻

【原文】味甘平。主解百毒，杀百精老物殃鬼，辟瘟疫瘴邪蛊毒。久服不夭，轻身长年，一名周升麻。生山谷。

今释

性味归经 辛、微甘，微寒。归肺、脾、胃、大肠经。

功效主治 发表透疹，清热解毒，升举阳气。用于风热头痛、齿痛、口疮、咽喉肿痛、麻疹不透、阳毒发斑、脱肛、子宫脱垂。

用量用法 3～10克，煎服。发表透疹、清热解毒宜生用，升阳举陷宜炙用。

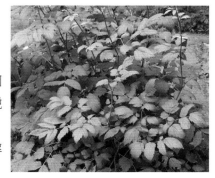

使用禁忌 麻疹已透、阴虚火旺，以及阴虚阳亢者，均忌用。

来　　源 本品为毛茛科植物大三叶升麻、兴安升麻或升麻的干燥根茎。

形态特征 大三叶升麻为多年生草本，根茎上生有多数内陷圆洞状老茎残基。叶互生，2回3出复叶，小叶卵形至广卵形，上部3浅裂，边缘有锯齿。圆锥花序具分枝3～20，花序轴和花梗密被灰色或锈色的腺毛及柔毛。蓇葖果无毛。花期7—9月，果期8—10月。

采收加工 秋季采挖，除去泥沙，晒至须根干时，燎去或除去须根，晒干。

别　　名 周麻、龙眼根。

现代研究

化学成分 本品含升麻碱、水杨酸、咖啡酸、阿魏酸、鞣质等；兴安升麻含升麻苦味素、升麻醇、升麻醇木糖苷、北升麻醇、异阿魏酸、齿阿米素、齿阿米醇、升麻素、皂苷等。

药理作用 升麻对结核分枝杆菌、金黄色葡萄球菌和卡他球菌有中度抗菌作用。北升麻提取物具有解热、抗炎、镇痛、抗惊厥、升高白细胞、抑制血小板聚集及释放等作用。升麻对氯乙酰胆碱、组织胺和氯化钡所致的肠管痉挛均有一定的抑制作用，还具有抑制心脏、减慢心率、降低血压、抑制肠管和妊娠子宫痉挛等作用。其生药与炭药均能缩短凝血时间。

配伍应用

温毒发斑：常与生石膏、大青叶、紫草等同用。

风热感冒、温病初起、发热、头痛等：可与桑叶、菊花、薄荷、连翘等同用。

风寒感冒、恶寒发热、无汗、头痛、咳嗽：常配伍麻黄、紫苏、白芷、川芎等，如十神汤（《和剂局方》）。

外感风热夹湿所致阳明经头痛、额前作痛、呕逆、心烦痞满：可与苍术、葛根、鲜荷叶等配伍，如清震汤（《症因脉治》）。

麻疹初起，透发不畅：常与葛根、白芍、甘草等同用，如升麻葛根汤（《阎氏小儿方论》）。

气虚下陷，月经量多或崩漏者：以本品配伍人参、黄芪、白术等药，如举元煎（《景岳全书》）。

传统药膳

◎ **人参升麻粥**

原料：升麻3克，人参5～10克，粳米30克。

制法：前2药水煎取汁与粳米同煮为粥。

用法：每日1剂，连服1周。

功效：补气摄血，升阳举陷。

适用：气虚月经过多、过期不止、色淡质稀清如水、面色白、气短懒言、心悸、肢软无力等。

◎ **升麻蒸瘦肉**

原料：升麻10克，黄芪、党参各20克，猪瘦肉100克，味精、盐、姜片、葱段各适量，黄酒5毫升。

制法：将升麻、黄芪、党参洗净，切成薄片，烘干研成末；猪瘦肉洗净，切成薄片，与上3味中药末拌匀，加鲜汤100毫升，放入姜片、葱段、黄酒，用湿棉纸封住碗口，入笼内，置沸水旺火上蒸至熟透，取出，加味精、盐即成。

用法：趁热食，每食适量。

功效：补中益气。

适用：气虚引起的子宫脱垂、胃下垂、小腹下坠、面色不华等。

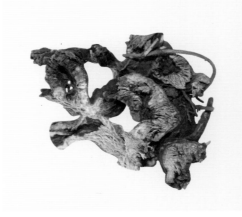

苍耳子

【原文】味甘，温。主风头寒痛，风湿周痹，四肢拘挛痛，恶肉死肌。久服益气，耳目聪明，强志，轻身。一名胡菜，一名地葵。生川谷。

今释

性味归经　辛、苦，温；有毒。归肺经。

功效主治　散风寒，通鼻窍，祛风湿。用于风寒头痛、鼻塞流涕、鼻鼽、鼻渊、风疹瘙痒、湿痹拘挛。

用量用法　3～10克，煎服，或入丸、散。

使用禁忌　血虚头痛者不宜服用，过量服用易致中毒。

来　　源　本品为菊科植物苍耳的带总苞果实。

形态特征　苍耳为一年生草本，高30～90厘米，全体密被白色短毛。茎直立。单叶互生，具长柄；叶片三角状卵形或心形，通常3浅裂，两面均有短毛。头状花序顶生或腋生。瘦果，纺锤形，包在有刺的总苞内。花期7-8月，果期9-10月。

采收加工　9-10月割取地上部分，打下果实，晒干，去刺，生用或炒用。

别　　名　野茄子、刺儿棵、疗疮草、粘粘葵。

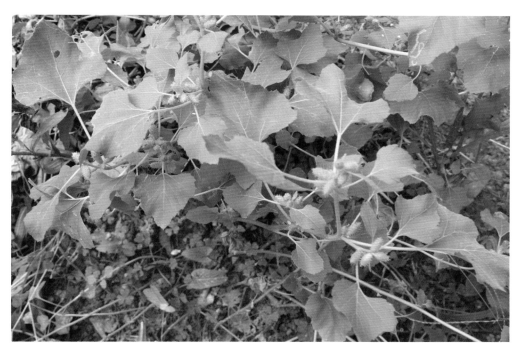

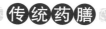

现代研究

化学成分　本品含苍耳苷、脂肪油、生物碱、苍耳醇、蛋白质、维生素C等。

药理作用　苍耳苷对正常大鼠、兔和犬有显著的降血糖作用。煎剂有镇咳作用。小剂量有呼吸兴奋作用，大剂量则抑制。本品对心脏有抑制作用，使心率减慢，心脏收缩力减弱。对兔耳血管有扩张作用；静脉注射有短暂降压作用。对金黄色葡萄球菌、乙型链球菌、肺炎链球菌有一定抑制作用，并有抗真菌作用。

配伍应用

外感风寒、恶寒发热、头身疼痛、鼻塞流涕：可与防风、白芷、羌活、藁本等同用。

鼻渊（证属风热外袭或湿热内蕴）：又常与薄荷、黄芩等同用。

风湿痹证、关节疼痛、四肢拘挛：可单用；或与羌活、威灵仙、木瓜等同用。

传统药膳

◎ **苍耳子粥**

原料：苍耳子10克，粳米50克。

制法：将苍耳洗净，加水煎煮，去渣取汁，放入粳米煮成粥即可。

用法：早餐食用。

功效：散风除湿。

适用：因风湿上扰引起的头痛、鼻渊，或因湿热下注引起的老年痔疮，以及风湿阻痹导致的肢体作痛或皮肤瘙痒等。

◎ **苍耳辛芷茶**

原料：苍耳子12克，辛夷、白芷各9克，薄荷5克，葱白3根，茶叶2克。

制法：以上几味共研细末，沸水冲泡。

用法：代茶温饮，不拘时，每2日1剂，或每日1剂。

功效：祛风，发汗，通窍。

适用：鼻窦炎、鼻炎、风寒表证、恶寒发热、鼻塞流涕等。

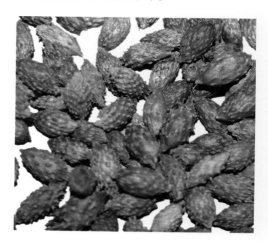

百合

【原文】 味甘，平。主邪气腹胀心痛，利大、小便，补中益气。生川谷。

今 释

性味归经	甘，寒。归心、肺经。
功效主治	养阴润肺，清心安神。用于阴虚燥咳、劳嗽咳血、虚烦惊悸、失眠多梦、精神恍惚。
用量用法	6～12克，煎服。蜜炙可增加润肺作用。
使用禁忌	感冒风寒咳嗽者忌食；脾胃虚寒、腹泻便溏者忌食。
来　　源	本品为百合科植物卷丹、百合或细叶百合的干燥肉质鳞叶。
形态特征	百合为多年生球根草本，株高40～60厘米，还有高达1米以上的。茎直立，不分枝，草绿色，茎秆基部带红色或紫褐色斑点；地下具鳞茎，鳞茎阔卵形或披针形，白色或淡黄色，直径由6～8厘米的肉质鳞片抱合成球形，外有膜质层。单叶，互生，狭线形，无叶柄，直接包生于茎秆上，叶脉平行。花着生于茎秆顶端，呈总状花序，簇生或单生，花冠较大，花筒较长，呈漏斗形喇叭状，6裂，无萼片，因茎秆纤细，花朵大，开放时常下垂或平伸。花期6–7月，果期7–10月。
采收加工	秋季采挖，洗净，剥取鳞叶，置沸水中略烫，干燥。
别　　名	重迈、中庭、重箱、摩罗、强瞿、百合蒜、蒜脑薯。

现 代 研 究

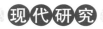

化学成分	本品含酚酸甘油酯、丙酸酯衍生物、酚酸的糖苷、酚酸甘油酯糖苷、甾体糖苷、甾体生物碱、微量元素、淀粉、蛋白质、脂肪等成分。
药理作用	百合水提液对实验动物有止咳、祛痰作用；可对抗组织胺引起的蟾蜍哮喘；百合水提液还有强壮、镇静、抗过敏作用；百合水煎醇沉液有耐缺氧作用；还可防止环磷酰胺所致的白细胞减少症。

配伍应用

阴虚肺燥有热导致的干咳少痰、咳血或咽干音哑等：常与款冬花配伍，如百花膏（《济生方》）。

肺虚久咳、劳嗽咳血：常与生地黄、玄参、桔梗、川贝母等同用，如百合固金汤（《慎斋遗书》）。

虚热上扰、失眠、心悸：可与麦冬、酸枣仁、丹参等同用。

神志恍惚、情绪不能自主、口苦、小便赤、脉微数等为主的百合病心肺阴虚内热证：常与生地黄、知母等同用。

传统药膳

◎ 百合冬瓜汤

原料：百合50克，冬瓜100克，鸡蛋1个，猪油、盐、味精各适量。

制法：将百合、冬瓜加水400毫升，煮熟后，再将鸡蛋清放入打散，下猪油、盐、味精，调匀。

用法：分2次服用。

功效：润肺止咳。

适用：阴虚、肺热咳嗽、大便秘结等。

◎ 百合芡实汤

原料：百合30克，芡实50克。

制法：百合、芡实加水煮熟。

用法：加糖调味后服用，每次1小碗，每日1～2次。

功效：补肾固精，养心安神。

适用：肾虚引起的失眠多梦、遗精头昏者。

◎ 百合龙眼汤

原料：百合30克，龙眼肉15克。

制法：水煎服。

用法：每日数次。

功效：养阴润燥，清心安神。

适用：虚热惊悸、失眠多梦、精神恍惚者。

◎ 百合莲肉汤

原料：莲肉、百合各50克，猪瘦肉200克，盐、味精各适量。

制法：将莲肉、百合分别洗净沥干，猪瘦肉洗净切片。加水500毫升同煮，大火烧开后转用小火煮至酥烂，下盐、味精调匀即可。

用法：佐餐食用。

功效：润肺养阴。

适用：阴虚肺燥、干咳无痰者。

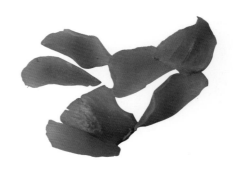

栀子

【原文】味苦，寒。主五内邪气，胃中热气、面赤，酒疱皶鼻、白癞、赤癞、疮疡。一名木丹。生川谷。

今释

性味归经　苦，寒。归心、肺、三焦经。

功效主治　泻火除烦，清热利湿，凉血解毒；外用消肿止痛。用于热病心烦、湿热黄疸、淋证涩痛、血热吐衄、目赤肿痛、火毒疮疡；外治扭挫伤痛。

用量用法　6～10克，煎服。外用：生品适量，研末调敷。

使用禁忌　体虚便溏者慎用。

来　　源　本品为茜草科植物栀子的干燥成熟果实。

形态特征　栀子为常绿灌木。高约2米。叶对生或3叶轮生，叶片革质，长椭圆形或倒卵状披针形，全缘；托叶2，通常连合成筒状包围小枝。花单生于枝端或叶腋，白色，花萼绿色，圆筒状。花期3–7月，果期5月至翌年2月。

采收加工　9–11月果实成熟呈红黄色时采收，除去果梗及杂质，蒸至上汽或置沸水中略烫，取出干燥。

别　　名　黄栀子、山枝子、白蟾。

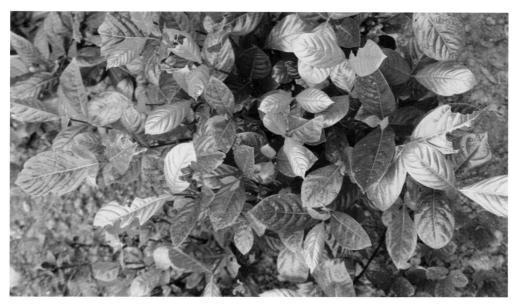

现代研究

化学成分 本品含异栀子苷、去羟栀子苷、栀子酮苷、山栀子苷、京尼平苷酸及黄酮类栀子素、三萜类化合物藏红花素和藏红花酸、熊果酸等。

药理作用 栀子提取物对结扎胆总管动物的GOT升高有明显的降低作用；栀子及其所含环烯醚萜有利胆作用；其提取物及藏红花苷、藏红花酸、格尼泊素等可使胆汁分泌量增加；栀子及其提取物有利胰及降胰酶作用，京尼平苷降低胰淀粉酶的作用最显著；栀子煎剂及醇提取物有降压作用，其所含成分藏红花酸有减少动脉硬化发生率的作用；栀子的醇提取物有镇静作用；本品对金黄色葡萄球菌、脑膜炎奈瑟菌、卡他球菌等有抑制作用；其水浸液在体外对多种皮肤真菌有抑制作用。

配伍应用

热病心烦，躁扰不宁：可与淡豆豉同用，如栀子豉汤（《伤寒论》）。

热病火毒炽盛，三焦俱热而见高热烦躁、神昏谵语，或迫血妄行所致吐血、衄血：配黄芩、黄连、黄柏等，如黄连解毒汤（《外台秘要》）。

肝胆湿热郁蒸所致黄疸：常配茵陈、大黄等用，如茵陈蒿汤（《伤寒论》）；或配黄柏用，如栀子柏皮汤（《金匮要略》）。

传统药膳

◎ **栀子莲芯粥**

原料：栀子仁10克，莲心3克，大米50～100克。

制法：栀子仁研细末，大米、莲心同煮粥，粥将成时调入栀子仁末稍煮即可。

用法：每日分2次服食，连用3～5日。

功效：清心泻火。

适用：心火旺盛所致心烦、失眠、尿赤、遗精。

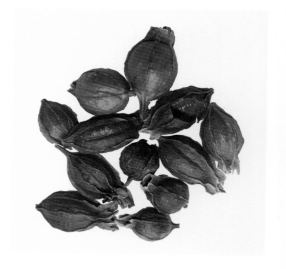

白鲜皮

【原文】味苦，寒。主头风，黄疸，欬逆，淋沥，女子阴中肿痛；湿痹死肌，不可屈伸，起止行步。生山谷。

今 释

性味归经	苦，寒。归脾、胃、膀胱经。
功效主治	清热燥湿，祛风解毒。用于湿热疮毒、黄水淋漓、湿疹、风疹、疥癣疮癞、风湿热痹、黄疸尿赤。
用量用法	5～10克，煎服。外用：适量，煎汤洗或研粉敷。
使用禁忌	虚寒证忌服。
来　　源	本品为芸香科植物白鲜的干燥根皮。
形态特征	白鲜为多年生草本，基部木质，高约1米。根肉质，黄白色，多分枝。茎幼嫩部分密被白色的长毛及凸起的腺点。单数羽状复叶互生，卵形至卵状披针形，边缘有锯齿，沿脉被柔毛，密布腺点（油室），叶柄及叶轴两侧有狭翅。总状花序顶生，花白色，有淡红色条纹。
采收加工	春、秋两季采挖根部，除去泥沙及粗皮，剥取根皮，干燥。
别　　名	白羊鲜、金雀儿椒。

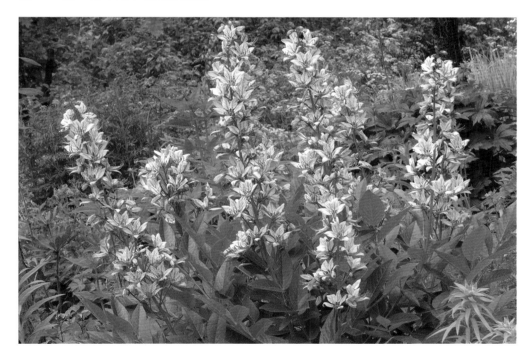

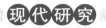

现代研究

化学成分 本品含白鲜碱、白鲜内酯、葫芦巴碱、胆碱、谷甾醇、白鲜脑交酯、黄柏酮、黄柏酮酸等。

药理作用 本品水浸剂对堇色毛癣菌、同心性毛癣菌、许兰氏黄癣菌、奥杜盎氏小芽孢癣菌、铁锈色小芽孢癣菌、羊毛状小芽孢癣菌、腹股沟表皮癣菌、星形奴卡氏菌等多种致病性真菌有不同程度的抑制作用，并有解热作用；白鲜碱对家兔和豚鼠子宫平滑肌有强力的收缩作用，小剂量白鲜碱对离体蛙心有兴奋作用，对离体兔耳血管有明显的收缩作用；本品挥发油在体外有抗癌作用。

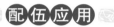

配伍应用

湿热疮毒、肌肤溃烂、黄水淋漓： 可配苍术、苦参、连翘等用。

湿疹、风疹、疥癣： 可配苦参、防风、地肤子等用，煎汤内服、外洗。

湿热蕴蒸导致的黄疸、尿赤： 常配茵陈等用，如茵陈汤（《圣济总录》）。

风湿热痹、关节红肿热痛： 常配苍术、黄柏、薏苡仁等同用。

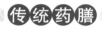

传统药膳

◎ 白鲜皮酒

原料：白鲜皮100克，白酒500毫升。

制法：将上2味共浸泡3日。

用法：每日3次，取酒液口服，每次10毫升。

功效：祛风除湿。

适用：湿疹。

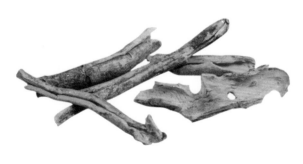

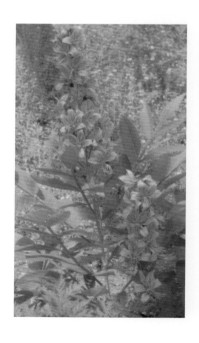

五加皮

【原文】味辛，温。主心腹疝，气腹痛，益气疗躄，小儿不能行，疽疮，阴蚀。一名豺漆。

今 释

性味归经	辛、苦，温。归肝、肾经。
功效主治	祛风除湿，补益肝肾，强筋壮骨，利水消肿。用于风湿痹病、筋骨痿软、小儿行迟、体虚乏力、水肿、脚气。
用量用法	5～10克，煎服；或酒浸，入丸、散服。
使用禁忌	阴虚火旺者慎服。
来　　源	本品为五加科植物细柱五加的干燥根皮，习称"南五加皮"。
形态特征	五加为灌木，有时成蔓生状。高2～3米。枝灰褐色，无刺或在叶柄基部单生扁平的刺。掌状复叶在长枝上互生，在短枝上簇生；先端渐尖，基部楔形，边缘有钝细锯齿，两面无毛或被疏毛，下面脉腋有簇毛；具柄。伞形花序单生于叶腋或短枝上，无毛；花小，黄绿色。浆果近球形，侧扁，熟时黑色。花期4–8月，果期6–10月。
采收加工	夏、秋两季采挖，剥取根皮，晒干。切厚片，生用。
别　　名	木骨、南五加皮、细柱五加、短梗五加、轮伞五加。

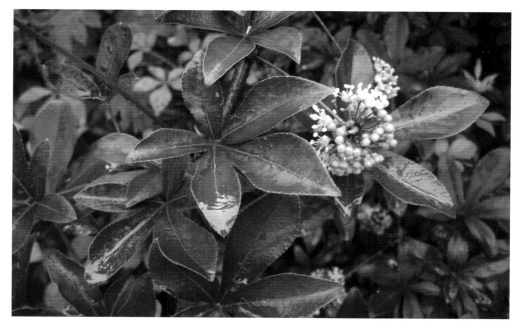

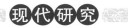

现代研究

化学成分 本品含丁香苷，刺五加苷B_1，右旋芝麻素，16a–羟基–（一）–贝元松–19–酸，左旋对映贝壳松烯酸，β–谷甾醇，β–谷甾醇葡萄糖苷，硬脂酸，棕榈酸，亚麻酸，维生素A、B_1，挥发油等。

药理作用 五加皮有抗炎、镇痛、镇静作用，能提高血清抗体的浓度、促进单核巨噬细胞的吞噬功能，有抗应激作用，能促进核酸的合成、降低血糖，有性激素样作用，并能抗肿瘤、抗诱变、抗溃疡，且有一定的抗排异作用。

配伍应用

风湿痹证、腰膝疼痛、筋脉拘挛：可单用或配当归、牛膝等，如五加皮酒（《本草纲目》）；亦可与木瓜、松节同用，如五加皮散（《沈氏尊生书》）。

水肿、小便不利：每与茯苓皮、大腹皮、生姜皮、地骨皮配伍，如五皮散（《和剂局方》）。

风寒湿壅滞导致的脚气肿痛：可与远志同用，如五加皮丸（《瑞竹堂经验方》）。

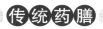

传统药膳

◎ **五皮肉汤**

原料：五加皮、茯苓皮、桑白皮、陈皮各10克，沙梨皮30克，猪瘦肉500克。

制法：将上几味同炖至肉烂即可。

用法：每日1剂，分2～3次服，喝汤吃肉。

功效：利水退肿。

适用：水肿、消化不良。

◎ **五加皮酒**

原料：南五加皮100克，白酒1000毫升。

制法：将南五加皮切碎，放入白酒

中，将口密封，浸泡10日即可饮用。

用法：每日2次，每次10毫升。

功效：祛风湿，强筋骨。

适用：风寒湿痹、腰腿酸痛等。

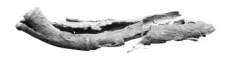

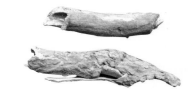

干姜

【原文】 味辛，温。主胸满，欬逆上气，温中止血，出汗，逐风湿痹，肠澼下痢。生者尤良。久服去臭气，通神明。生山谷。

今释

性味归经　辛，热。归脾、胃、肾、心、肺经。

功效主治　温中散寒，回阳通脉，温肺化饮。用于脘腹冷痛、呕吐泄泻、肢冷脉微、寒饮喘咳。

用量用法　3～10克，煎服。

使用禁忌　阴虚内热、血热妄行者禁服。

来　　源　本品为姜科植物姜的干燥根茎。

形态特征　姜为多年生草本，高50～80厘米。根茎横走，扁平肥厚，有分枝，有浓厚的辛辣气味。叶无柄，叶片披针形至线状披针形。花葶自根茎中抽出，总花梗长约25厘米；穗状花序果状；苞片卵形，淡绿色；花冠黄绿色，唇瓣大。花期6-8月。

采收加工　冬季采挖，除去须根及泥沙，晒干或低温干燥。趁鲜切片晒干或低温干燥者称为"干姜片"。

别　　名　白姜、均姜、干生姜。

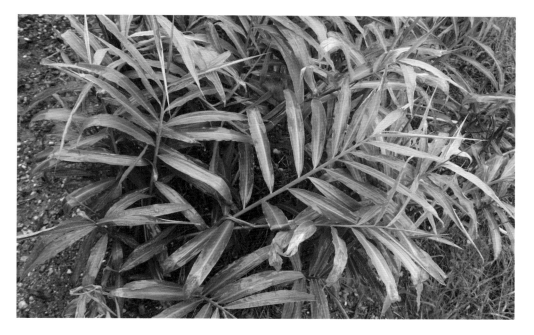

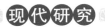

现代研究

化学成分　干姜含挥发油约2％，主要成分是姜烯、水芹烯、莰烯、姜烯酮、姜辣素、姜酮、龙脑、姜醇、柠檬醛等。尚含树脂、淀粉，以及多种氨基酸。

药理作用　干姜甲醇或醚提取物有镇静、镇痛、抗炎、止呕及短暂升高血压的作用；水提取物或挥发油能明显延长大鼠实验性血栓形成时间；干姜醇提取物及其所含姜辣素和姜辣烯酮有显著灭螺和抗血吸虫作用。干姜醇提取物能明显增加大鼠肝脏胆汁分泌量，维持长达3～4小时。

配伍应用

寒邪直中脏腑导致的腹痛：可单用本品，研末服。

胃寒呕吐：常配高良姜，如二姜丸（《和剂局方》）。

上热下寒、寒热格拒、食入即吐者：可与黄芩、黄连、人参等同用，如干姜黄芩黄连人参汤（《伤寒论》）。

中寒水泻：可单用为末服；亦可与党参、白术、甘草等同用。

心肾阳虚、阴寒内盛导致的亡阳厥逆、脉微欲绝：每与附子相须为用，如四逆汤（《伤寒论》）。

寒饮喘咳、形寒背冷、痰多清稀之证：常与细辛、五味子、麻黄等同用，如小青龙汤（《伤寒论》）。

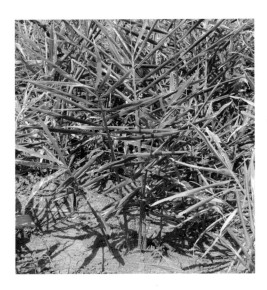
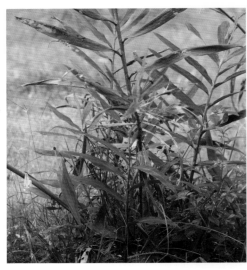

传统药膳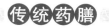

◎ 干姜粥

原料：干姜、高良姜各10克，白米50克。

制法：将干姜、高良姜装入纱袋内，与米加水同煮作粥，粥熟去药袋。

用法：1～2次服完。

功效：温中散寒。

适用：一切寒冷气郁、心痛、腹肋胀满、坐卧不得、心绞痛等。

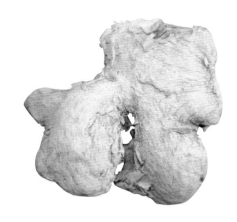

◎ 姜艾苡仁粥

原料：干姜、艾叶各10克，薏苡仁30克。

制法：将干姜、艾叶水煎取汁；将薏苡仁煮粥至八成熟，入药汁同煮至熟即可。

用法：作早餐食用。

功效：温经，化瘀，散寒，除湿，润肤。

适用：寒湿凝滞型痛经者。

◎ 干姜木瓜粥

原料：干姜30克，木瓜15克，茯苓粉50克，粳米60克。

制法：用清水适量先煮干姜、木瓜半小时，去渣取汁，再煮粳米，米将烂时加茯苓粉、红糖小火熬粥，搅匀。

用法：早、晚餐空腹食，连服数日。

功效：温中补虚，化湿止痢。

适用：寒湿下痢、泄泻、腹胀、纳差等。

◎ 干姜花椒粥

原料：干姜5片，高良姜4克，花椒3克，粳米100克，红糖15克。

制法：将干姜、高良姜、花椒洗净；姜切成片，以白净的纱布袋盛之。上者与淘洗净的粳米同加清水煮沸，30分钟后取出药袋，煮成粥。

用法：每日早、晚各1次，长期服食可见效。

功效：暖胃散寒，温中止痛。

适用：脾胃虚寒、心腹冷痛、呕吐、呃逆、口吐清水、肠鸣腹泻等。

◎ 干姜羊肉汤

原料：干姜30克，羊肉150克，葱、味精、盐、花椒面各适量。

制法：将羊肉切片，与干姜共炖至肉烂，调入盐、葱、花椒面、味精。

用法：食肉饮汤。

功效：止带，调经，祛寒。

适用：带下量多、月经不调、小腹发凉等。

鹿茸

【原文】 味甘，温。主漏下恶血，寒热，惊痫，益气强志，生齿，不老。角，主恶疮、痈肿，逐邪恶气，留血在阴中。

今释

性味归经 甘、咸，温。归肾、肝经。

功效主治 壮肾阳，益精血，强筋骨，调冲任，托疮毒。用于肾阳不足、精血亏虚、阳痿滑精、宫冷不孕、羸瘦、神疲、畏寒、眩晕、耳鸣、耳聋、腰脊冷痛、筋骨痿软、崩漏带下、阴疽不敛。

用量用法 1～2克，研末冲服。

使用禁忌 服用本品宜从小量开始，后缓缓增加，不宜骤用大量，以免阳升风动，头晕目赤，或助火动血，而致鼻衄。凡阴虚阳亢、血分有热、胃火盛或肺有痰热，以及外感热病者，均忌服。

来　　源 本品为鹿科动物梅花鹿或马鹿的雄鹿未骨化密生茸毛的幼角。前者习称"花鹿茸"，后者习称"马鹿茸"。

形态特征 花鹿茸呈圆柱状分枝，具1个分枝的习称"二杠"，主枝习称"大挺"，长17～20厘米，锯口直径4～5厘米，离锯口约1厘米处分出侧枝，习称"门庄"，长9～15厘米，直径较大挺略细。外皮红棕色或棕色，多光润，表面密生红黄色或棕黄色细茸毛，上端较密，下端较疏；分岔间具1条灰黑色筋脉，皮茸紧贴。锯口黄白色，外围无骨质，中部密布细孔。

采收加工 夏、秋两季锯取鹿茸，经加工后，阴干或烘干。

别　　名 茸角。

现代研究

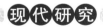

化学成分 从鹿茸的脂溶性成分中分离出雌二醇、胆固醇等，其中雌二醇及其在体内的代谢产物——雌酮，为鹿茸雌激素样作用的主要成分。鹿茸中的氨基酸，以甘氨酸含量最丰富，还含有中性糖、葡萄糖胺，鹿茸灰分中含有钙、磷、镁等，水浸出物中含多量胶质。

药理作用 大剂量鹿茸精使心缩幅度缩小，心率减慢，并使外周血管扩张，血压降低。中等剂量鹿茸精引起离体心脏活动明显增强，心缩幅度增大，心率加快，结果使心脉搏输出量和百分输出量都增加。鹿茸具有明显的抗脂质过氧化作用及抗应激作用。

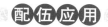

配伍应用

阳痿不举、小便频数：与山药浸酒服，如鹿茸酒。

精血耗竭、面色黧黑、耳聋目昏等：与当归、乌梅膏为丸。

诸虚百损、五劳七伤、元气不足、畏寒肢冷、阳痿早泄、宫冷不孕、小便频数等：常与人参、黄芪、当归同用，如参茸固本丸（《中国医学大辞典》）。

腰膝无力或小儿五迟：多与五加皮、熟地黄、山茱萸等同用，如加味地黄丸（《医宗金鉴》）。

骨折后期，愈合不良：与骨碎补、续断、自然铜等同用。

崩漏不止、虚损羸瘦：与乌贼骨、龙骨、续断等同用，如鹿茸散（《证治准绳》）。

白带过多：配狗脊、白蔹，如白蔹丸（《济生方》）。

疮疡久溃不敛、阴疽疮肿内陷不起：常与当归、肉桂等配伍，如阳和汤（《外科全生集》）。

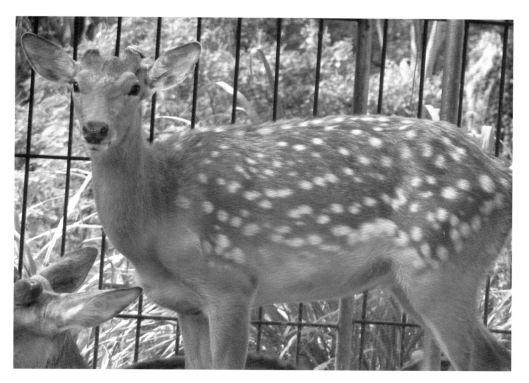

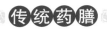
传统药膳

◎ 鹿茸粥

原料：鹿茸3克，粳米100克。

制法：将鹿茸研成细末，备用。粳米淘洗干净，加入清水，用大火煮沸后加入鹿茸末和3片生姜，再用小火煎熬20～30分钟，以米熟烂为度。

用法：可供冬季早、晚餐食用，连服3～5日为1个疗程。

功效：温肾助阳，益精养血。

适用：肾阳虚衰、精血亏损、阳痿、早泄、滑精、消瘦怕冷、腰背酸疼等。

◎ 鹿茸虫草酒

原料：鹿茸15克，冬虫夏草10克，天冬6克，白酒750毫升。

制法：将上药加工研碎，浸于酒中，加盖密封，每日摇动数次；经1个月后取上清酒液饮服。酒剩不多时，可以再添新酒浸泡，直至味淡薄为止。

用法：每日早、晚各服10～15毫升。

功效：补肾壮阳，养肺填精。

适用：病后体弱、神疲无力、腰酸、阳痿、肺虚咳嗽等。

◎ 鹿茸人参酒

原料：鹿茸20克，人参30克，肉苁蓉60克，白酒2000毫升。

制法：将人参、鹿茸研为末，再与肉苁蓉一起用白酒密封浸泡30日后即成。

用法：每日2次，每次10毫升。

功效：益气补血，补肾壮阳。

适用：气虚及肾阳虚所致的腰膝酸软、性功能衰退、耳鸣等。

◎ 鹿茸炖乌鸡

原料：乌鸡250克，鹿茸10克。

制法：将乌鸡洗净，切小块，与鹿茸一齐放入炖盅内，加开水适量，炖盅加盖，文火隔水炖3小时，调味即可。

用法：随量食用，可常食。

功效：补气填髓，强筋骨。

适用：身体虚弱者。

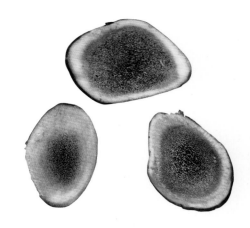

蜂房

【原文】味苦，平。主惊痫，瘈疭寒热邪气，癫疾，鬼精，蛊毒，肠痔。火熬之良。一名蜂肠。生川谷。

今释

性味归经 甘，平。归胃经。

功效主治 攻毒杀虫，祛风止痛。用于疮疡肿毒、乳痈、瘰疬、皮肤顽癣、鹅掌风、牙痛、风湿痹痛。

用量用法 3～5克。外用：适量，研末油调敷患处，或煎水漱，或洗患处。

使用禁忌 气虚血弱及肾功能不全者慎服。

来　　源 本品为胡蜂科昆虫果马蜂、日本长脚胡蜂或异腹胡蜂的巢。

形态特征 呈圆盘状或不规则的扁块状，或近似莲蓬形，大小不等。表面灰白色或灰褐色；腹面有多数整齐有序的六角形房孔，孔径3～4毫米或6～8毫米，颇似莲房。背面有1个或数个黑色凸出的短柄。

采收加工 秋、冬两季采收，晒干，或略蒸，除去死蜂死蛹，晒干。

别　　名 蜂肠、百穿、蜂窠、紫金沙。

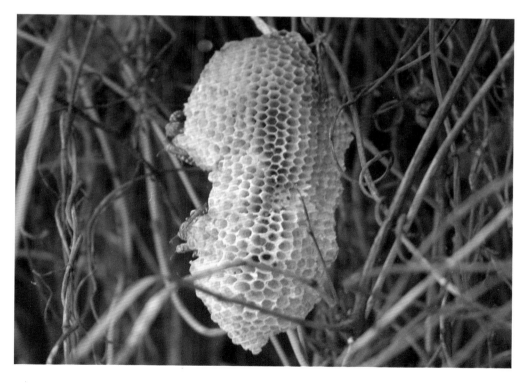

现代研究

化学成分　大黄蜂巢含挥发油（蜂房油）、蜂蜡、树脂、蛋白质、铁、钙等。

药理作用　实验证明，露蜂房水提取液对急性和慢性炎症均能抑制，镇痛作用则主要对慢性疼痛有效。其丙醇和醇、醚提取物均有显著促凝血作用；水提取物能明显促进大鼠体外血栓形成，并能增加血小板的黏附率。蜂房油可驱蛔虫、绦虫。提取物有降压、扩张血管及强心作用，并可抗癌、抗菌和降温。

配伍应用

疮肿初发：与生南星、生草乌、白矾、赤小豆共为细末，淡醋调涂。

瘰疬：与蛇蜕、黄芪、黄丹、玄参等为膏外用，如蜂房膏（《圣惠方》）。

头上癣疮：单品研为末，调猪脂涂擦。

癌肿：可与莪术、全蝎、僵蚕等配用。

风湿痹痛：与川乌、草乌同用，乙醇浸泡外涂痛处。

牙痛：可配细辛水煎漱口用。

风疹瘙痒：常与蝉衣等同用。

传统药膳

◎ **蜂房甘草汤**

原料：蜂房10克，甘草5克。

制法：将上2味洗净，晾干，蜂房切碎，甘草切片。同放入砂锅内，加水浸泡片刻，大火煮沸，改用中火煮30分钟，过滤取汁即成。

用法：不拘时饮用。

功效：解毒通乳。

适用：各类急性乳腺炎。

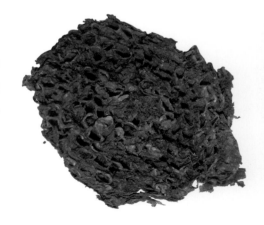

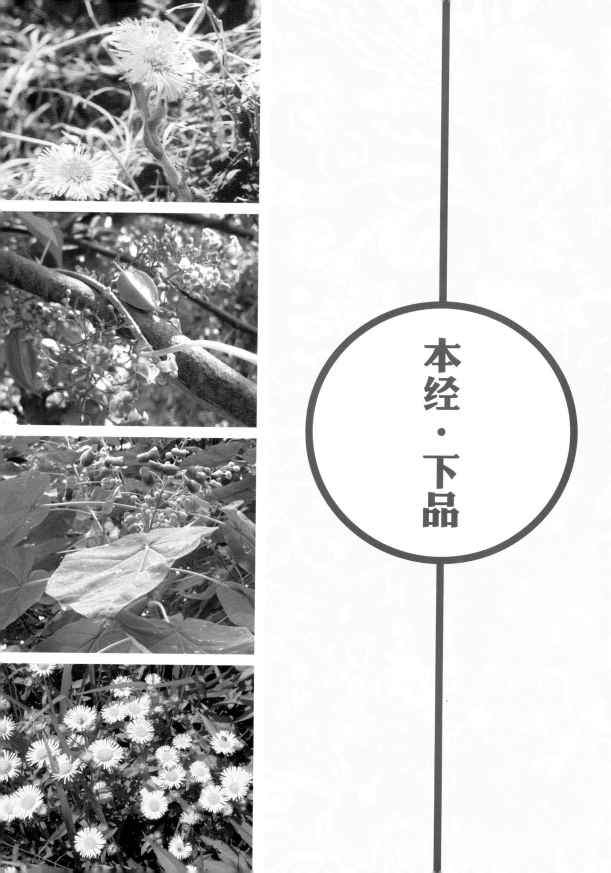

本经·下品

大黄

【原文】味苦，寒。主下瘀血，血闭，寒热，破癥瘕、积聚，留饮宿食，荡涤肠胃，推陈致新，通利水谷，调中化食，安和五脏。生山谷。

今 释

性味归经 苦，寒。归脾、胃、大肠、肝、心包经。

功效主治 泻下攻积，清热泻火，凉血解毒，逐瘀通经，利湿退黄。用于实热积滞便秘、血热吐衄、目赤咽肿、痈肿疔疮、肠痈腹痛、瘀血经闭、产后瘀阻、跌仆损伤、湿热痢疾、黄疸尿赤、淋证、水肿；外治烧烫伤。酒大黄善清上焦血分热毒，用于目赤咽肿、齿龈肿痛。熟大黄泻下力缓，泻火解毒，用于火毒疮疡。大黄炭凉血化瘀止血，用于血热有瘀出血症。

用量用法 3~15克，煎服；用于泻下不宜久煎。外用：适量，研末调敷患处。

使用禁忌 孕妇及月经期、哺乳期妇女慎用。

来　　源 本品为蓼科植物掌叶大黄、唐古特大黄或药用大黄的干燥根及根茎。

形态特征 药用大黄为高大草本。株高1~2米。根及根状茎肉质肥厚，黄褐色。茎直立，中空。基生叶有长柄，叶片宽卵形；茎生叶小，短柄、互生，托叶鞘状，膜质。圆锥花序，顶生，6枚花瓣呈黄白色至紫红色。蒴果有3棱，沿棱有翅。

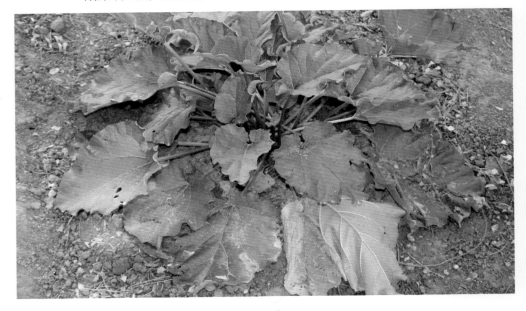

采收加工　秋末茎叶枯萎或次春发芽前采挖，除去细根，刮去外皮，切瓣或段，绳穿成串干燥或直接干燥。

别　　名　黄良、将军、肤如、川军、锦纹大黄。

现代研究

化学成分　主要为蒽醌衍生物，主要包括蒽醌苷和双蒽醌苷。双蒽醌苷中有番泻苷A、B、C、D、E、F；游离型的苷元有大黄酸、大黄酚、大黄素、芦荟大黄素、大黄素甲醚等。另含鞣质类物质、有机酸和雌激素样物质等。

药理作用　大黄能增加肠蠕动，抑制肠内水分吸收，促进排便。大黄有抗感染作用，对多种革兰阳性和阴性细菌均有抑制作用，其中最敏感的为葡萄球菌和链球菌，其次为白喉棒状杆菌、伤寒和副伤寒杆菌、肺炎链球菌、志贺菌属等；对流感病毒也有抑制作用。由于鞣质所致，泻后又有便秘现象。有利胆和健胃作用。此外，还有止血、保肝、降压、降低血清胆固醇等作用。

配伍应用

阳明腑实证：常与芒硝、厚朴、枳实配伍，如大承气汤（《伤寒论》）。

热结津伤：配麦冬、生地黄、玄参等，方如增液承气汤（《温病条辨》）。

脾阳不足、冷积便秘：须与附子、干姜等配伍，如温脾汤（《备急千金要方》）。

血热妄行所致吐血、衄血、咯血：常与黄连、黄芩同用，如泻心汤（《金匮要略》）。

火邪上炎所致目赤、咽喉肿痛、牙龈肿痛等：与黄芩、栀子等药同用，如凉膈散（《和剂局方》）。

热毒痈肿疔疮：常与金银花、蒲公英、连翘等同用。

肠痈腹痛：可与牡丹皮、桃仁、芒硝等同用，如大黄牡丹汤（《金匮要略》）。

乳痈：可与粉草共研末，酒熬成膏，如金黄散（《妇人良方》）。

口疮糜烂：多与枯矾等分为末，擦患处。

烧烫伤：可单用粉；或配地榆粉，用麻油调敷患处。

妇女产后瘀阻腹痛、恶露不尽：常与桃仁、土鳖虫等同用，如下瘀血汤（《金匮要略》）。

妇女瘀血经闭：可与桃核、桂枝等配伍，如桃核承气汤（《伤寒论》）。

跌打损伤、瘀血肿痛：常与当归、红花、穿山甲等同用，如复元活血汤（《医学发明》）。

肠道湿热积滞型痢疾：单用一味大黄即可见效；或与黄连、黄芩、白芍等同用。

湿热黄疸：常配茵陈、栀子，如茵陈蒿汤（《伤寒论》）。

湿热淋证：常配木通、车前子、栀子等，如八正散（《和剂局方》）。

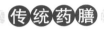

传统药膳

◎ 大黄茶

原料：大黄2克，绿茶3克。

制法：用沸水冲泡。

用法：代茶频饮。

功效：清热，泻火，消积，通便，去脂。

适用：高脂血症和肥胖症。

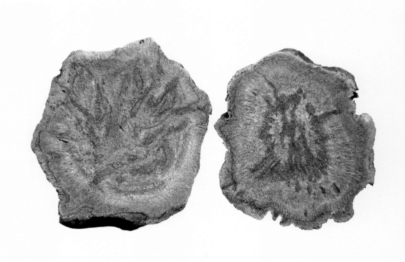

当归

【原文】味甘，温。主欬逆上气，温疟热洗洗在皮肤中，妇人漏下绝子，诸恶疮疡、金疮，煮饮之。一名乾归。生川谷。

今释

性味归经 甘、辛，温。归肝、心、脾经。

功效主治 补血活血，调经止痛，润肠通便。用于血虚萎黄、眩晕心悸、月经不调、经闭痛经、虚寒腹痛、风湿痹痛、跌仆损伤、痈疽疮疡、肠燥便秘。酒当归活血通经。

用量用法 6~12克，煎服。

使用禁忌 热盛出血者禁服，湿盛中满及大便溏泄者慎服。

来　　源 本品为伞形科植物当归的干燥根。

形态特征 当归为多年生草本。茎带紫色，有纵直槽纹。叶为2~3回奇数羽状复叶，叶柄基部膨大呈鞘，叶片卵形，小叶片卵形或卵状披针形，近顶端一对无柄，1~2回分裂，裂片边缘有缺刻。复伞形花序顶生，无总苞或有2片。双悬果椭圆形，分果有5棱，侧棱有翅，每个棱槽有1个油管，结合面2个油管。

采收加工 秋末采挖，除去须根及泥沙，待水分稍蒸发后，捆成小把，上棚，用烟火慢慢熏干。

别　　名 云归、秦归、岷当归、西当归。

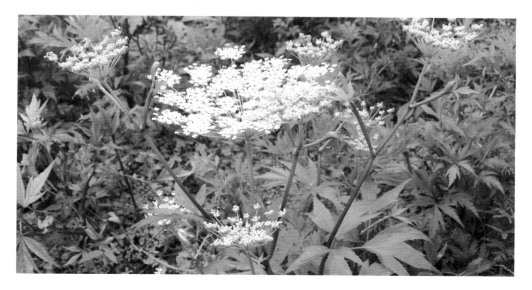

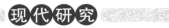

现代研究

化学成分 当归中含β−蒎烯、α−蒎烯、莰烯等中性油成分。含对甲基苯甲醇、5−甲氧基−2，3−二甲苯酚等酸性油成分、有机酸、糖类、维生素、氨基酸等。

药理作用 当归挥发油能对抗肾上腺素—垂体后叶素或组织胺对子宫的兴奋作用。当归水或醇溶性非挥发性物质对离体子宫有兴奋作用，使子宫收缩加强，大量或多次给药时，甚至可出现强直性收缩，醇溶性物质作用比水溶性物质作用强。离体蟾蜍心脏灌流实验，本品煎剂含挥发油，可明显抑制收缩幅度及收缩频率。当归浸膏有显著扩张离体豚鼠冠脉作用，增加冠脉血流量。麻醉犬静注本品，心率无明显改变，冠脉阻力和总外周阻力下降，冠脉血流量显著增加，心肌氧耗量显著下降，心排出量和心搏指数有增加趋势。当归中性油对实验性心肌缺血亦有明显的保护作用。当归及其阿魏酸钠有明显的抗血栓作用。给小鼠口服当归水浸液，能显著促进血红蛋白及红细胞的生成。

配伍应用

气血两虚：常配黄芪、人参补气生血，如当归补血汤（《兰室秘藏》）、人参养荣汤（《温疫论》）。

血虚血瘀、月经不调、经闭、痛经：常与补血调经药同用，如四物汤（《和剂局方》）。

血虚血瘀寒凝所致腹痛：配桂枝、芍药、生姜等用，如当归生姜羊肉汤（《金匮要略》）、当归建中汤（《千金方》）。

跌打损伤瘀血作痛：与乳香、没药、桃仁、红花等同用，如复元活血汤（《医学发明》）、活络效灵丹（《医学衷中参西录》）。

疮疡初起肿胀疼痛：与金银花、赤芍、天花粉等同用，如仙方活命饮（《妇人良方》）。

痈疮成脓不溃或溃后不敛：与黄芪、人参、肉桂等同用，如十全大补汤（《和剂局方》）。

脱疽溃烂、阴血伤败：与金银花、玄参、甘草同用，如四妙勇安汤（《验方新编》）。

风寒痹痛、肢体麻木：常与羌活、防风、黄芪等同用，如蠲痹汤（《百一选方》）。

血虚肠燥便秘：常与肉苁蓉、牛膝、升麻等同用，如济川煎（《景岳全书》）。

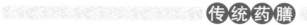
传统药膳

◎ **归芪蜜膏**

原料：当归、黄芪各30克，陈皮10克，火麻仁100克，蜂蜜适量。

制法：火麻仁捣碎，同前3味药加水煎取汁液，再煎至浓稠，入等量经煎炼的蜂蜜，搅匀，煎溶。

用法：每次食1～2匙。

功效：益气养血，润肠通便。

适用：老人气虚肠燥、大便秘结难通、气短自汗。

◎ **当归粥**

原料：当归10克，粳米50克，红糖适量。

制法：先将当归煎汁去渣，然后加入粳米、红糖共煮成粥。

用法：经前3～5日开始服用。每日1～2次，温热服。

功效：补血，活血。

适用：气虚血弱型痛经及产后血虚头晕。

◎ **当归姜椒羊肉汤**

原料：当归15克，生姜5克，花椒3克，羊肉250克。

制法：当归先水煎取汁，加入羊肉（切块）、生姜再煮，半熟时加花椒再煮，至羊肉熟烂即可。

用法：佐餐服食。

功效：健脾暖胃，温经散寒，活血化瘀。

适用：气虚血弱型痛经及产后血虚头晕、血虚劳热等。

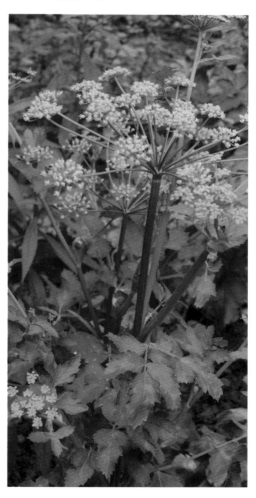

◎ 归芪墨鱼片

原料：当归10克，黄芪20克，姜30克，墨鱼300克，盐、素油、麻油、淀粉各适量。

制法：将当归、黄芪放入锅中，加水适量，大火煮沸后改用小火煮30分钟，去渣留汁，加少量淀粉和匀成芡汁备用；墨鱼洗净，切成片。炒锅上火，放素油待热，下墨鱼片和姜丝同炒，加入盐适量，用芡汁勾芡，淋上麻油，出锅装盘即成。

用法：佐餐食用。

功效：益气养血，温中散寒。

适用：气虚血弱型痛经及产后血虚头晕、血虚劳热等。

◎ 当归生姜羊肉汤

原料：当归50克，羊瘦肉500克，生姜750克，盐、桂皮、大料各适量。

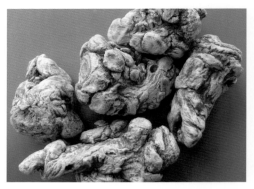

制法：将当归、生姜装入纱布袋，用线扎好，与洗净切成块的羊肉同入砂锅，加入大料、桂皮和清水适量，先用大火烧开，去浮沫，再用小火焖煮至羊肉熟烂，去大料、桂皮和药袋即可。

用法：分次吃肉喝汤。

功效：散寒补血，温脾健胃，调经散风，抗衰老延年。

适用：血虚胃寒、面色苍白以及肾虚引起的腰膝冷痛等。

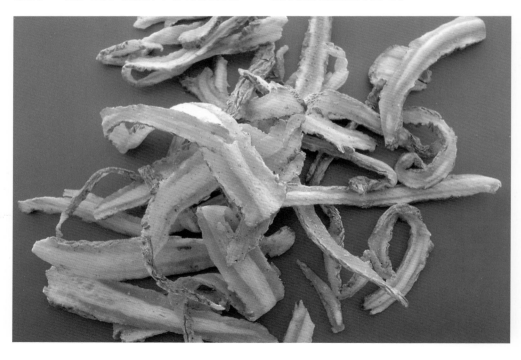

旋覆花

【原文】味咸，温。主结气胁下满，惊悸，除水，去五脏间寒热，补中，下气。一名金沸草，一名盛椹。生平泽、川谷。

今释

性味归经　苦、辛、咸，微温。归肺、脾、胃、大肠经。

功效主治　降气，消痰，行水，止呕。用于风寒咳嗽、痰饮蓄结、胸膈痞闷、喘咳痰多、呕吐噫气、心下痞硬。

用量用法　3～9克，包煎。

使用禁忌　阴虚劳嗽、风热燥咳者禁服。

来　　源　本品为菊科植物旋覆花或欧亚旋覆花的干燥头状花序。

形态特征　旋覆花多年生草本。高30～60厘米。茎直立，至上部始有分支，被白色绵毛。基生叶花后凋落；中部叶互生，长卵状披针形或披针形，先端渐尖，基部稍有耳，半抱茎，全缘或有微齿，背面被疏伏毛和腺点；上部叶渐小，狭披针形。头状花序，直径2～4厘米，单生茎顶或数个排列作伞房状，总苞半球形，花黄色。瘦果长椭圆形，冠毛长约5毫米，灰白色。

采收加工　夏、秋两季花开放时采收，除去杂质，阴干或晒干。

别　　名　艾菊、金钱花、野油花、六月菊、金盏花、猫耳朵花。

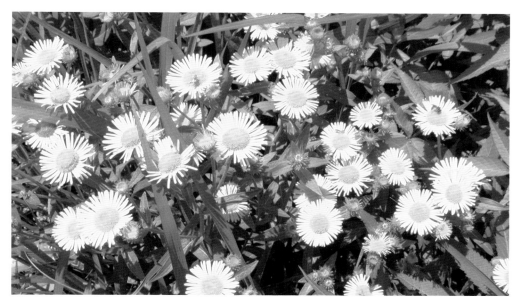

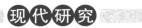

现代研究

化学成分　均含大花旋覆花内酯、单乙酰基大花旋覆花内酯、二乙酰基大花旋覆花内酯等。旋覆花另含旋覆花佛术内酯、杜鹃黄素、胡萝卜苷、肉豆蔻酸等。欧亚旋覆花另含天人菊内酯、异槲皮苷、咖啡酸、绿原酸等。

药理作用　旋覆花有明显的镇咳、祛痰作用；旋覆花黄酮类对组胺引起的豚鼠支气管痉挛性哮喘有明显的保护作用，对离体支气管痉挛亦有对抗作用，并有较弱的利尿作用。煎剂对金黄色葡萄球菌、炭疽杆菌和福氏痢疾杆菌Ⅱa株有明显的抑制作用，欧亚旋覆花内酯对阴道滴虫和溶组织内阿米巴均有强大的杀原虫作用。此外，旋覆花对免疫性肝损伤有保护作用，天人菊内酯有抗癌作用。

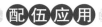

配伍应用

　　通寒痰咳喘：常配紫苏子、半夏。痰热者，则须配桑白皮、瓜蒌以清热化痰。

　　顽痰胶结、胸中满闷者：配海浮石、海蛤壳等以化痰软坚。

　　痰浊中阻、胃气上逆而噫气呕吐、胃脘痞鞕：配代赭石、半夏、生姜等，如旋覆代赭汤（《伤寒论》）。

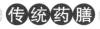

传统药膳

◎ 旋覆花粥

　　原料：旋覆花、郁金各10克，葱白5根，粳米100克，丹参15克。

　　制法：先将旋覆花用布包扎，与丹参、郁金同入砂锅中，加适量水煎煮，取药液约1000毫升，用药液与粳米同煮成粥，待粥熟时加入葱白，搅匀即可。

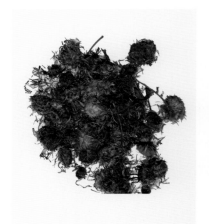

　　用法：早、晚空腹服食。

　　功效：活血通络，下气散结。

　　适用：气滞血瘀、两胁胀痛、纳差食少等。

萹蓄

【原文】味苦，平。主浸淫、疥瘙、疽、痔，杀三虫。一名萹竹。生山谷。

今释

性味归经　苦，微寒。归膀胱经。

功效主治　利尿通淋，杀虫止痒。用于热淋涩痛、小便短赤、虫积腹痛、皮肤湿疹、阴痒带下。

用量用法　9～15克，煎服，鲜品加倍。外用：适量，煎洗患处。

使用禁忌　无湿热水肿、体弱津亏者不宜服用。

来　　源　本品为蓼科植物萹蓄的干燥地上部分。

形态特征　萹蓄为一年生草本，高约50厘米。茎平卧或上升，自基部分枝，有棱角。叶有极短柄或近无柄；叶片狭椭圆形或披针形，顶端钝或急尖，基部楔形，全缘；托叶鞘膜质，下部褐色，上部白色透明，有不明显的脉纹。花腋生，1～5朵簇生叶腋，遍布于全植株；花梗细而短，顶部有关节。瘦果卵形，有3棱，黑色或褐色，生不明显小点。

采收加工　夏季采收，晒干，切碎，生用。

别　　名　扁竹、竹节草、乌蓼、蚂蚁草。

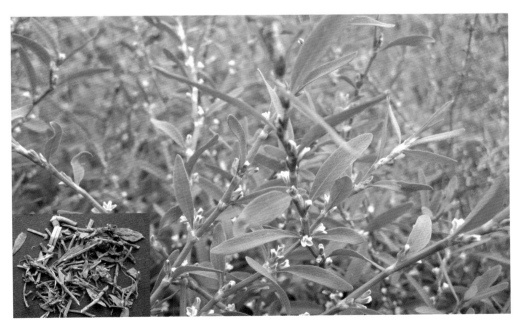

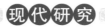
现代研究

化学成分 本品含槲皮素、萹蓄苷、槲皮苷、咖啡酸、绿原酸、钾盐、硅酸等。

药理作用 萹蓄有显著的利尿作用。有驱蛔虫、蛲虫及缓下作用。对葡萄球菌、福氏痢疾杆菌、铜绿假单胞菌及多种皮肤真菌均有抑制作用。其水及乙醇提取物能促进血液凝固，增强子宫张力。静脉注射有降压作用。

配伍应用

热淋、石淋：常与木通、瞿麦、车前子同用，如八正散（《和剂局方》）。

血淋：与大蓟、小蓟、白茅根等同用。

小儿蛲虫、下部痒：单味水煎，空腹饮之，还可用本品煎汤，熏洗肛门。

湿疹、湿疮、阴痒等：可单味煎水外洗；亦可配伍地肤子、蛇床子、荆芥等煎水外洗。

传统药膳

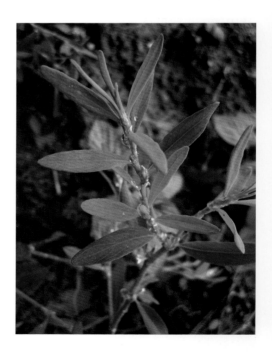

◎ **萹蓄粥**

原料：萹蓄嫩茎叶100克，粳米150克，盐、葱花、素油各适量。

制法：将萹蓄去杂洗净，入沸水锅中焯一下，捞出洗净切段。油锅烧热，放入葱花煸香，放入萹蓄煸炒几下，加入盐炒至入味，出锅待用。将粳米淘洗干净，放入锅内，加入适量的水煮熟，放入炒好的萹蓄，继续煮至成粥，即可出锅。

用法：每日早、晚温热服食。

功效：清热利水通淋，杀虫止痒。

适用：热淋、白带、小儿烧虫病、蛔虫、疳积等。

商陆

【原文】味辛，平。主水胀，疝瘕，痹，熨除痈肿，杀鬼精物。一名蕩根，一名夜呼。生川谷。

今释

性味归经 苦，寒；有毒。归肺、脾、肾、大肠经。

功效主治 逐水消肿，通利二便；外用解毒散结。用于水肿胀满、二便不通；外治痈肿疮毒。

用量用法 3～9克，煎服。醋制以降低毒性。外用：适量，煎汤熏洗。

使用禁忌 孕妇禁用。

来　　源 本品为商陆科植物商陆或垂序商陆的干燥根。

形态特征 商陆为多年生草本，全株光滑无毛。根粗壮，圆锥形，肉质，外皮淡黄色，有横长皮孔，侧根甚多。茎绿色或紫红色，多分枝。单叶互生，具柄，柄的基部稍扁宽；叶片卵状椭圆形或椭圆形，先端急尖或渐尖，基部渐狭，全缘。总状花序生于枝端或侧生于茎上，花序直立；花初为白色，后渐变为淡红色。浆果，扁圆状，有宿萼，熟时呈深红紫色或黑色；种子肾形，黑色。

采收加工 秋季至次春采挖，除去须根及泥沙，切成块或片，晒干或阴干。

别　　名 山萝卜、水萝卜。

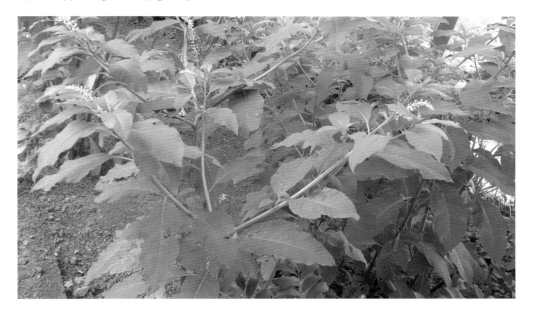

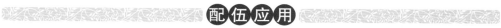

现代研究

化学成分 含商陆碱、三萜皂苷、加利果酸、甾族化合物、生物碱和大量硝酸钾。

药理作用 本品有明显的祛痰作用；生物碱部分有镇咳作用；其根提取物有利尿作用。有研究表明，本品的利尿作用与其剂量有关，小剂量利尿，而大剂量反使尿量减少；对志贺菌属、流感杆菌、肺炎链球菌及部分皮肤真菌有不同程度的抑制作用。

配伍应用

水肿鼓胀、大便秘结、小便不利的水湿肿满实证：单用有效；或与鲤鱼、赤小豆煮食；或与泽泻、茯苓皮等同用，如疏凿饮（《济生方》）；亦可将本品捣烂，入麝香少许，贴于脐上，以利水消肿。

疮疡肿毒、痈肿初起：可用鲜商陆根，酌加食盐，捣烂外敷。

传统药膳

◎ **商陆粥**

原料：商陆5克，粳米50～100克。

制法：先将商陆用水煎汁，去渣，然后加入粳米煮粥。

用法：每日或隔日1次。

功效：通利大小便，利水消肿。

适用：慢性肾炎水肿、肝硬化腹水等。

◎ **商陆粟米粥**

原料：商陆20克，粟米60克。

制法：先用水煮商陆，去渣取汁，再同粟米共煮成粥。

用法：空腹服之，连服数日，水消即止。

功效：养胃益虚，逐水。

适用：水肿胀满。

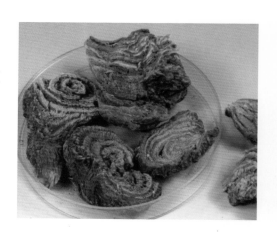

川乌

【原文】味辛，温。主中风，恶风洗洗，出汗，除寒湿痹，欬逆上气，破积聚，寒热，其汁煎之，名射罔，杀禽兽。一名奚毒，一名即子，一名乌喙。生山谷。

今 释

性味归经　辛、苦，热；有大毒。归心、肝、肾、脾经。

功效主治　祛风除湿，温经止痛。用于风寒湿痹、关节疼痛、心腹冷痛、寒疝作痛及麻醉止痛。

用量用法　1.5～3克，煎服。外用：适量。

使用禁忌　生品内服宜慎；孕妇忌用；不宜与半夏、瓜蒌、瓜蒌子、瓜蒌皮、天花粉、川贝母、浙贝母、平贝母、伊贝母、湖北贝母、白蔹、白及同用。

来　　源　本品为毛茛科植物乌头的干燥母根。

形态特征　乌头为多年生草本，高60～150厘米。主根纺锤形至倒卵形，中央的为母根，周围数个子根（附子）。叶片五角形，3全裂，中央裂片菱形，两侧裂片再2深裂。总状圆锥花序狭长，密生反曲的微柔毛；萼片5，蓝紫色（花瓣状），上裂片高盔形，侧萼片近圆形；花瓣退化，其中2枚变成蜜叶，紧贴盔片，下有长爪，距部扭曲；雄蕊多数分离，心皮3～5，通常有微柔毛。蓇葖果；种子有膜质翅。饮片药材根呈瘦长圆锥形，中部多向一侧膨大，顶端有残存的茎基。外表棕褐色，皱缩不平，有瘤状侧根及除去子根后的痕迹。质坚实，不易折断，横切面粉白色或浅灰黄色，粉质，可见多角形的形成层环纹。气微，味辛辣而麻舌。

采收加工　夏至至小暑间挖出全株，除去地上部茎叶，然后将子根摘下，与母根分开，抖净泥土，晒干。

别　　名　川乌头。

现代研究

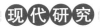

化学成分　本品含多种生物碱：如乌头碱，次乌头碱，中乌头碱，消旋去甲乌药碱，酯乌头碱，酯次乌头碱，酯中乌头碱，3-去氧乌头碱，多根乌头碱，新乌宁碱，川附宁，附子宁碱，森布宁A、B，北草乌碱，惰碱，塔拉胺，异塔拉定，以及乌头多糖A、B、C、D等。

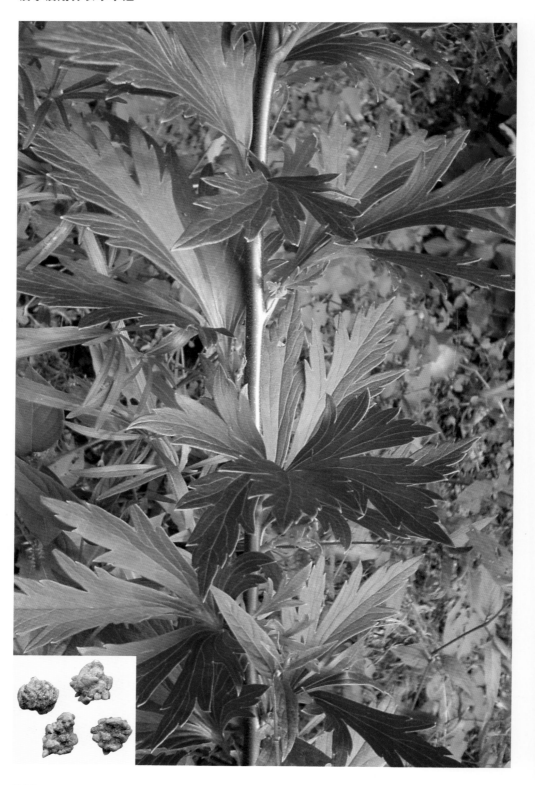

药理作用　川乌有明显的抗炎、镇痛作用，有强心作用，但剂量加大则引起心律失常，终致心脏抑制；乌头碱可引起心律不齐和血压升高，还可增强毒毛旋花子苷G对心肌的毒性作用，有明显的局部麻醉作用；乌头多糖有显著降低正常血糖作用；注射液对胃癌细胞有抑制作用。

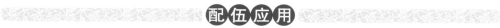

配伍应用

寒湿侵袭，历节疼痛，不可屈伸：常与麻黄、芍药、甘草等配伍，如乌头汤（《金匮要略》）。

寒湿瘀血留滞经络，肢体筋脉挛痛，关节屈伸不利、日久不愈：与草乌、地龙、乳香等同用，如活络丹（《和剂局方》）。

心痛彻背、背痛彻心：常配赤石脂、干姜、蜀椒等，如乌头赤石脂丸（《金匮要略》）。

跌打损伤、骨折瘀肿疼痛：多与自然铜、地龙、乌药等同用，如回生续命丹（《跌损妙方》）。古方又常以本品作为麻醉止痛药，多以生品与生草乌并用，配伍闹羊花、姜黄等内服，如整骨麻药方（《医宗金鉴》）；配生南星、蟾酥等外用，如外敷麻药方（《医宗金鉴》）。

传统药膳

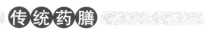

◎ 川乌红藤酒

原料：生川乌、川牛膝、生草乌各15克，鸡血藤、葛根各20克，甘草12克，白酒500毫升。

制法：将各药研粗末，入酒中密封浸泡2周，经常摇动，启封后，去药渣，贮瓶备用。

用法：每日1次，临睡前饮服10毫升。

功效：活血通络止痛。

适用：风寒湿痹型风湿性关节炎患者。

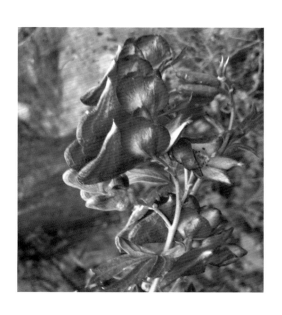

积雪草

【原文】味苦，寒。主大热，恶疮、痈疽、浸淫、赤螺皮肤赤，身热。生川谷。

今释

性味归经 苦、辛，寒。归肝、脾、肾经。

功效主治 清热利湿，解毒消肿。用于湿热黄疸、中暑腹泻、石淋血淋、痈肿疮毒、跌仆损伤。

用量用法 15～30克，鲜品加倍。

使用禁忌 虚寒者不宜用。

来　　源 本品为伞形科植物积雪草的干燥全草。

形态特征 积雪草为多年生草本。茎细长，节上生根，无毛或稍有毛。单叶互生；叶柄长2～15厘米，基部鞘状；叶片肾形或近圆形，基部阔心形，边缘有钝锯齿，两面无毛或在背面脉上疏生柔毛；掌状脉5～7。伞形花序单生，或2～4个聚状；花瓣卵形，紫红色或乳白色。果实圆球形，基部心形或平截，每侧有纵棱数条，棱间有明显的小横脉，网状，平滑或稍有毛。花、果期4-10月。

采收加工 夏、秋两季采收，除去泥沙，晒干。

别　　名 落得打、崩大碗。

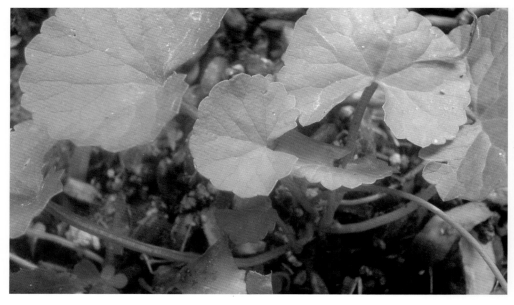

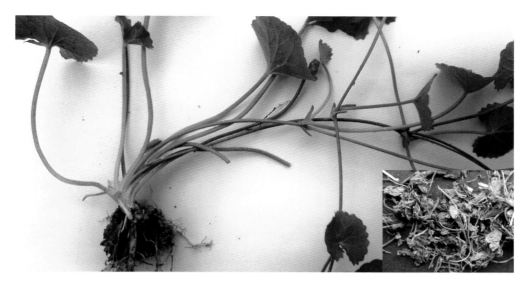

现代研究

化学成分 含多种α–香树脂型三萜成分，其中含积雪草苷、积雪草酸等。还含积雪草碱、内消旋肌醇、积雪草糖、积雪草酸、山柰酚、槲皮素等。

药理作用 积雪草苷有镇静、安定作用；有促进创伤愈合的作用；积雪草幼芽的水提取物有抗菌作用；能降低兔及大鼠离体回肠的张力及收缩幅度，并能对抗乙酰胆碱所致的回肠痉挛。

配伍应用

扁桃腺炎： 鲜积雪草30克。捣烂，绞取自然汁，频频含漱。

带状疱疹： 鲜积雪草适量。捣烂，绞取自然汁，和适量生糯米擂如糊状，涂抹患处。

尿道结石： 积雪草适量。煎水服。

小儿暑疖： 鲜积雪草30～60克。水煎，加冰糖代茶饮。

传统药膳

◎ 积雪草煮猪肉

原料：积雪草90克，猪瘦肉50克。

制法：将上2味同煎1小时，煮熟。

用法：分2次服，连服数日。

功效：祛风，清热。

适用：肺热咳嗽、咽痛。

麻黄

【原文】味苦，温。主中风、伤寒头痛，瘟疟，发表出汗，去邪热气，止欬逆上气，除寒热，破癥坚积聚。一名龙沙。生山谷。

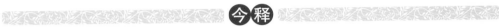

今释

性味归经　辛、微苦，温。归肺、膀胱经。

功效主治　发汗散寒，宣肺平喘，利水消肿。用于风寒感冒、胸闷喘咳、风水浮肿。蜜麻黄润肺止咳，多用于表证已解，气喘咳嗽。

用量用法　2～10克，煎服。发汗解表宜生用，止咳平喘多炙用。

使用禁忌　本品发汗力较强，故表虚自汗及阴虚盗汗，或喘咳由于肾不纳气的虚喘者均慎用。

来　　源　本品为麻黄科植物草麻黄、中麻黄或木贼麻黄的干燥草质茎。

形态特征　草麻黄为小灌木，常呈草本状。茎高20～40厘米，分枝较少，木质茎短小，匍匐状；小枝圆，对生或轮生，节间长2.5～6厘米，直径约2毫米。叶膜质鞘状，上部2裂（稀3），裂片锐三角形，反曲。雌雄异株；雄球花有多数密集的雄花，苞片通常4对，雄花7～8；雌球花单生枝顶，有苞片4～5对，上面一对苞片内有雌花2，雌球花成熟时苞片红色肉质。种子通常2枚。

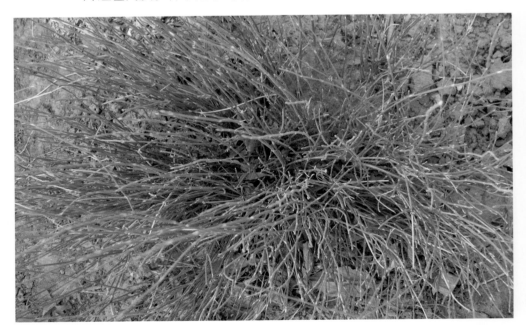

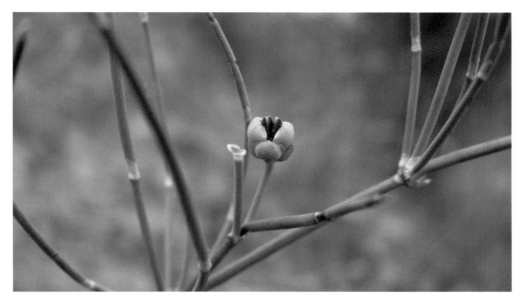

采收加工　秋季采割绿色的草质茎，晒干。

别　　名　龙沙、狗骨、卑相、卑盐。

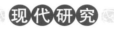

现代研究

化学成分　本品主要成分为麻黄碱，并含少量伪麻黄碱、挥发油、黄酮类化合物、麻黄多糖等。

药理作用　麻黄挥发油有发汗作用，麻黄碱能使处于高温环境中的人汗腺分泌增多、增快。麻黄挥发油乳剂有解热作用。麻黄碱和伪麻黄碱均有缓解支气管平滑肌痉挛的作用。伪麻黄碱有明显的利尿作用。麻黄碱能兴奋心脏、收缩血管、升高血压；对中枢神经系统有明显的兴奋作用，可引起兴奋、失眠、不安；挥发油对流感病毒有抑制作用；其甲醇提取物有抗炎作用；其煎剂有抗病原微生物作用。

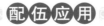

配伍应用

风寒外郁、腠理闭密无汗的外感风寒表实证：每与桂枝相须为用，如麻黄汤（《伤寒论》）。

风寒外束、肺气壅遏的喘咳实证：常配伍杏仁、甘草，如三拗汤（《和剂局方》）。

寒痰停饮、咳嗽气喘、痰多清稀：常配伍细辛、干姜、半夏等，如小青龙汤（《伤寒论》）。

肺热壅盛、高热喘急：每与石膏、杏仁、甘草配用，以清肺平喘，如麻杏甘石汤（《伤寒论》）。

风邪袭表，肺失宣降导致的水肿、小便不利兼有表证：每与甘草同用，如甘草麻黄汤（《金匮要略》）；如再配伍生姜、白术等，则疗效更佳，如越婢加术汤（《金匮要略》）。

传统药膳

◎ 麻桂酒

原料：麻黄、桂枝、制川乌各15克，鸡血藤、当归各20克，50度白酒1500毫升。

制法：将上药平均分为3包，每包用500毫升白酒浸泡7日。

用法：每次服10毫升，每日2次，10日为1个疗程。

功效：祛风通络。

适用：寒湿痹症。

◎ 麻黄蒸萝卜

原料：白萝卜250克，麻黄5克，蜂蜜30毫升。

制法：白萝卜洗净，切片，放入大瓷碗内，倒入蜂蜜及麻黄，隔水蒸30分钟即成。

用法：每日1次，趁热饮服。

功效：清热解毒，消炎。

适用：风寒犯肺型慢性支气管炎。

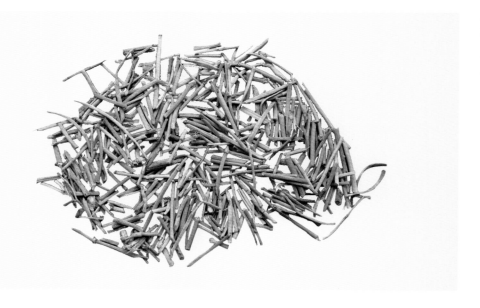

半夏

【原文】味辛，平。主伤寒寒热心下坚，下气，喉咽肿痛，头眩，胸胀欬逆，肠鸣，止汗。一名地文，一名水玉。生川谷。

今释

性味归经 辛、温；有毒。归脾、胃、肺经。

功效主治 燥湿化痰，降逆止呕，消痞散结。用于湿痰寒痰、咳喘痰多、痰饮眩悸、风痰眩晕、痰厥头痛、呕吐反胃、胸脘痞闷、梅核气；外治痈肿痰核。

用量用法 3～9克，内服一般炮制后使用。外用：适量，磨汁涂或研末以酒调敷患处。

使用禁忌 不宜与川乌、制川乌、草乌、制草乌、附子同用；生品内服宜慎。

来　　源 本品为天南星科植物半夏的干燥块茎。

形态特征 半百般为多年生小草本，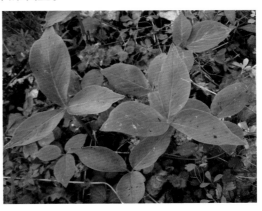
高15～30厘米。块茎近球形。叶基生，1年生的叶为单叶，卵状心形；2～3年后，叶为3小叶的复叶，小叶椭圆形至披针形，中间小叶较大，全缘，两面光滑无毛；叶柄长10～20厘米，下部有1株芽。花单性同株，肉穗花序，花序下部为雌花，贴生于佛焰苞中部，不育，上部为雄花，花序中轴先端附属物延伸呈鼠尾状，伸出佛焰苞外。浆果卵状椭圆形，绿色，成熟时红色。

采收加工 夏、秋两季采挖，洗净，除去外皮及须根，晒干。

别　　名 地文、守田、水玉、示姑。

现代研究

化学成分 块茎含挥发油，内含主要成分为3-乙酰氨基-5-甲基异噁唑、丁基乙烯基醚、茴香脑、苯甲醛、β-榄香烯等，还含β-谷甾醇、左旋麻黄碱、胆碱等及葡萄糖苷，多种氨基酸，皂苷，及少量多糖、脂肪、直链淀粉等。

药理作用 可抑制呕吐中枢而止呕，各种炮制品对实验动物均有明显的止咳作用。半夏的稀醇和水浸液或其多糖组分、生物碱具有较广泛的抗肿瘤作用。水浸剂对实验性室性心律失常和室性期前收缩有明显的对抗作用；半夏有显著的抑制胃液分泌作用，水煎醇沉液对多原因所致的胃溃疡有显著的预防和治疗作用。此外，煎剂可降低兔眼内压，半夏蛋白有明显的抗早孕活性。

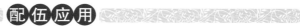

配伍应用

湿痰上犯清阳所致头痛、眩晕，甚则呕吐痰涎： 配天麻、白术以化痰息风，如半夏白术天麻汤（《古今医鉴》）。

痰饮或胃寒所致胃气上逆呕吐： 常配生姜同用，如小半夏汤（《金匮要略》）；胃热呕吐，配黄连；胃阴虚呕吐，配石斛、麦冬；胃气虚呕吐，配人参、白蜜，如大半夏汤（《金匮要略》）。

痰热阻滞致心下痞满： 常配干姜、黄连、黄芩以苦辛通降，开痞散结，如半夏泻心汤（《伤寒论》）。

痰热结胸： 配瓜蒌、黄连，如小陷胸汤（《伤寒论》）。

瘰疬痰核： 常配昆布、海藻、贝母等。

痈疽发背、无名肿毒初起或毒蛇咬伤： 可用生品研末调敷或鲜品捣敷。

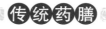

传统药膳

◎ **半夏山药粥**

原料：半夏6克，山药粉30克，粳米60克，白糖适量。

制法：将半夏放入砂锅加水煎煮半小时，去渣留汁，加入粳米煮至米开花，加入山药粉拌匀，继续煮成粥，加白糖即成。

用法：空腹服食。

功效：燥湿化痰。

适用：咳嗽声重、咳痰量多兼胃气上逆恶心者。

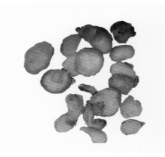

牡丹皮

【原文】味辛，寒。主寒热，中风瘛疭、痉、惊、痫邪气，除癥坚，瘀血留舍肠胃，安五脏，疗痈疮。一名鹿韭，一名鼠姑。生山谷。

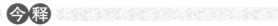

今释

性味归经 苦、辛，微寒。归心、肝、肾经。

功效主治 清热凉血，活血化瘀。用于热入营血、温毒发斑、吐血衄血、夜热早凉、无汗骨蒸、经闭痛经、跌仆伤痛、痈肿疮毒。

用量用法 6～12克，煎服。清热凉血宜生用，活血祛瘀宜酒炙用。

使用禁忌 孕妇慎用。

来　　源 本品为毛茛科植物牡丹的干燥根皮。

形态特征 牡丹为落叶小灌木，高1～2米。主根外皮灰褐色或棕色。茎分枝，短而粗壮。叶互生，通常为2回3出复叶，叶柄长6～10厘米，小叶卵形或广卵形，上面绿色无毛，下面粉白色。花单生于枝顶，直径12～20厘米。蓇葖果卵形，绿色，表面密被黄褐色短毛。

采收加工 秋季采挖根部，除去细根，剥取根皮，迅速洗净，润后切薄片，晒干，置通风干燥处。

别　　名 丹皮、木芍药、粉丹皮、条丹皮。

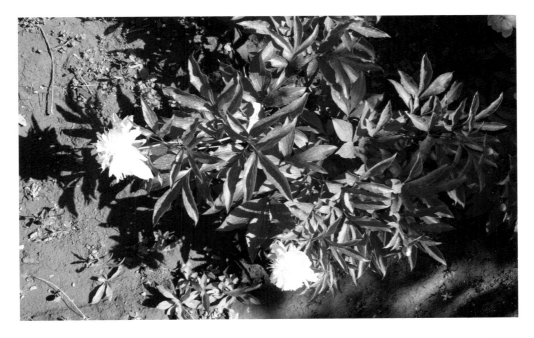

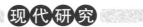

现代研究

化学成分　本品含牡丹酚、牡丹酚苷、牡丹酚原苷、牡丹酚新苷，并含芍药苷、氧化芍药苷、苯甲酰芍药苷、没食子酸、挥发油、植物甾醇、苯甲酸、蔗糖、葡萄糖等。

药理作用　所含牡丹酚及其以外的糖苷类成分均有抗炎作用。牡丹皮的甲醇提取物有抑制血小板作用。牡丹酚有镇静、降温、解热、镇痛、解痉等中枢抑制作用及抗动脉粥样硬化、利尿、抗溃疡、促使动物子宫内膜充血等作用。牡丹皮能显著降低心输出量；其乙醇提取物、水煎液能增加冠脉血流量。牡丹皮水煎剂及牡丹酚和除去牡丹酚的水煎液均有降低血压的作用。所含牡丹酚及芍药苷、苯甲酰芍药苷、苯甲酰氧化芍药苷等，均有抗血小板凝聚作用。牡丹皮水煎剂对志贺菌属、伤寒沙门菌等多种致病菌及致病性皮肤真菌均有抑制作用。

配伍应用

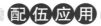

温病热入营血、迫血妄行导致的发斑、吐血、衄血：可配水牛角、生地黄、赤芍等用。

温毒发斑：可配栀子、大黄、黄芩等用，如牡丹汤（《圣济总录》）。

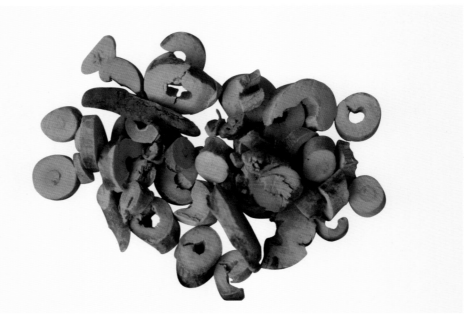

血热吐衄：可配生地黄、大蓟、茜草根等用，如十灰散（《十药神书》）。

阴虚血热吐衄：可配生地黄、栀子等用，如滋水清肝饮（《医宗己任编》）。

无汗骨蒸：常配鳖甲、知母、生地黄等用，如青蒿鳖甲汤（《温病条辨》）。

血滞经闭、痛经：可配桃仁、川芎、桂枝等用，如桂枝茯苓丸（《金匮要略》）。

跌打伤痛：可与红花、乳香、没药等配伍，如牡丹皮散（《证治准绳》）。

火毒炽盛、痈肿疮毒：可配大黄、白芷、甘草等用，如将军散（《本草汇言》）。

瘀热互结导致的肠痈初起：配大黄、桃仁、芒硝等用，如大黄牡丹皮汤（《金匮要略》）。

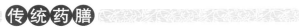

传统药膳

◎ 牡丹皮槐花柏叶粥

原料：牡丹皮、槐花各10克，侧柏叶15克，粳米100克，冰糖6克。

制法：将槐花、柏叶、牡丹皮加水煮30分钟去渣，再入粳米，待米半熟时入冰糖，至熟食用。

用法：每日1次，连服10日。

功效：凉血，生发。

适用：血热型脱发。

◎ 牡丹桃仁莲藕汤

原料：牡丹皮15克，桃仁10克，藕250克，红糖适量。

制法：将藕洗净，切成1厘米左右薄块；牡丹皮、桃仁加水适量，煮半小时，入藕块再煮10分钟，加红糖及调味品少许。

用法：吃藕喝汤，每日1次。

功效：养阴凉血，活血逐瘀。

适用：产后血瘀发热。

黄芩

【原文】味苦，平。主诸热，黄疸，肠澼泻痢，逐水，下血闭，恶疮疽蚀，火疡。一名腐肠。生川谷。

性味归经 苦，寒。归肺、胆、脾、大肠、小肠经。

功效主治 清热燥湿，泻火解毒，止血，安胎。用于湿温、暑湿，胸闷呕恶，湿热痞满，泻痢，黄疸，肺热咳嗽，高热烦渴，血热吐衄，痈肿疮毒，胎动不安。

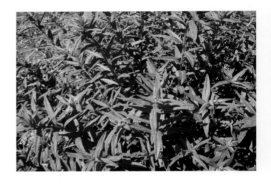

用量用法 3~10克，煎服。清热多生用，安胎多炒用，清上焦热可酒炙用，止血可炒炭用。

使用禁忌 脾肺虚热者忌之。

来 源 本品为唇形科植物黄芩的干燥根。

形态特征 黄芩为多年生草本。茎高20~60厘米，四棱形，多分枝。叶披针形，对生，茎上部叶略小，全缘，上面深绿色，无毛或疏被短毛，下面有散布的暗腺点。圆锥花序顶生。花蓝紫色，二唇形，常偏向一侧。小坚果，黑色。

采收加工 春、秋两季采挖，除去须根及泥沙，晒后撞去外皮，晒干。

别 名 条芩、山麻子、黄金条、山菜根、黄金条根。

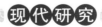

化学成分 本品含黄芩苷元、黄芩苷、汉黄芩素、汉黄芩苷、黄芩新素、苯乙酮、棕榈酸、油酸、脯氨酸、苯甲酸、黄芩酶、β-谷甾醇等。

药理作用 黄芩煎剂在体外对志贺菌属、白喉棒状杆菌、铜绿假单胞菌、伤寒沙门菌、副伤寒杆菌、变形杆菌、金黄色葡萄球菌、乙型溶血性链球菌、肺炎链球菌、脑膜炎奈瑟菌、霍乱弧菌等有不同程度的抑制作用；黄芩苷、黄芩苷元对豚鼠离体气管过敏性收缩及整体动物过敏性气喘，均有缓解作用，并与麻黄碱有协同作用，能降低小鼠耳毛细血管通透性；本品还有解热、降压、镇静、保肝、利胆、抑制肠管蠕动、降血脂、抗氧化、调节cAMP水平、抗肿瘤等作用；黄芩水提物对前列腺素生物合成有抑制作用。

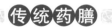

配伍应用

湿温、暑湿证、湿热阻遏气机导致的胸闷恶心呕吐、身热不扬、舌苔黄腻： 常配滑石、白豆蔻、通草等用，如黄芩滑石汤（《温病条辨》）。

肺热壅遏所致咳嗽痰稠： 可单用，如清金丸（《丹溪心法》）。

肺热咳嗽气喘： 配苦杏仁、桑白皮、紫苏子，如清肺汤（《万病回春》）。

肺热咳嗽痰多： 配法半夏，如黄芩半夏丸（《袖珍方大全》）。

外感热病、中上焦热盛所致高热烦渴、面赤唇燥、尿赤便秘、苔黄脉数者： 配薄荷、栀子、大黄等，如凉膈散（《和剂局方》）。

血热便血： 配地榆、槐花同用。

崩漏： 配当归用，如子芩丸（《古今医鉴》）。

火毒炽盛所致痈肿疮毒： 常与黄连、黄柏、栀子配伍，如黄连解毒汤（《外台秘要》）。

热毒壅滞痔疮热痛： 则常配黄连、大黄、槐花等用。

血热胎动不安： 可配生地黄、黄柏等用，如保阴煎（《景岳全书》）。

气虚血热胎动不安： 配白术用，如芩术汤（《医学入门》）。

传统药膳

◎ **绿茶黄芩汤**

原料： 黄芩12克，罗汉果15克，甘草、绿茶各3克。

制法： 将黄芩、罗汉果、甘草放入砂锅中，加清水500毫升，文火煎至水剩一半时，把茶叶放保温瓶中，用煎好的药汁沏茶，盖好保温瓶盖。向锅中加清水500毫升，如前次一样再煎一次，把药汁也倒入保温瓶中沏茶，盖好瓶盖，去药渣。

用法： 佐餐食用。

功效： 泻火解毒，清热燥湿。

适用： 咽炎、咳嗽。

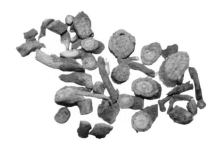

地榆

【原文】味苦，微寒。主妇人乳痓痛，七伤，带下病，止痛，除恶肉，止汗，疗金疮。生山谷。

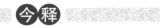

今释

性味归经 苦、酸、涩，微寒。归肝、大肠经。

功效主治 凉血止血，解毒敛疮。用于便血、痔血、血痢、崩漏、水火烫伤、痈肿疮毒。

用量用法 9～15克，煎服。外用：适量，研末涂敷患处。

使用禁忌 本品性寒酸涩，凡虚寒性便血、下痢、崩漏及出血有瘀者慎用。

来　　源 本品为蔷薇科植物地榆的根。

形态特征 地榆为多年生草本，高50～100厘米。茎直立，有细棱。奇数羽状复叶，基生叶丛生，具长柄，小叶通常4～9对，小叶片卵圆形或长卵圆形，边缘具尖锐的粗锯齿，小叶柄基部常有小托叶；茎生叶有短柄，托叶抱茎，镰刀状，有齿。花小，暗紫红色，密集成长椭圆形穗状花序。瘦果暗棕色，被细毛。

采收加工 春、秋两季采挖，除去须根，洗净，干燥；或趁鲜切片，干燥。生用或炒炭用。

别　　名 玉豉、酸赭。

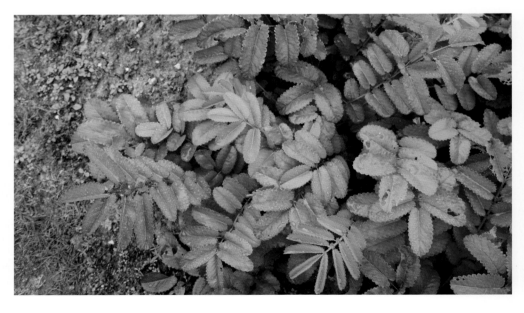

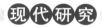

现代研究

化学成分 地榆根部含有地榆苷Ⅰ、Ⅱ、A、B、E等及酚酸类化合物，尚含少量维生素A。止血主要成分为鞣质。

药理作用 地榆煎剂可明显缩短出血和凝血时间，生地榆止血作用明显优于地榆炭；实验表明，地榆制剂对烧伤、烫伤及伤口的愈合有明显的作用，能降低毛细血管的通透性，减少渗出，减轻组织水肿，且药物在创面形成一层保护膜，有收敛作用，可减少皮肤擦伤，防止感染，有利于防止烧、烫伤早期休克和减少死亡发生率。体外实验表明，地榆水煎剂对伤寒沙门菌、脑膜炎奈瑟菌及钩端螺旋体等均有抑制作用，尤其对志贺菌属作用较强。

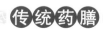

配伍应用

便血因于热甚：常配伍生地黄、白芍、黄芩、槐花等，如约营煎（《景岳全书》）。

血痢不止：常与甘草同用，如地榆汤（《圣济总录》）。

水火烫伤：可单味研末麻油调敷；或配大黄粉；或配黄连、冰片研末调敷。

湿疹及皮肤溃烂：本品浓煎外洗；或用纱布浸药外敷；亦可配煅石膏、枯矾研末外掺患处。

传统药膳

◎ **地榆黄酒**

原料：地榆60克，黄酒适量。

制法：将地榆研成细末，用黄酒煎服。

用法：每日2次，每次饮服10～30毫升。

功效：清热凉血。

适用：月经过多或过期不止、经色深红、质稠有块、腰腹胀痛、心烦口渴等。

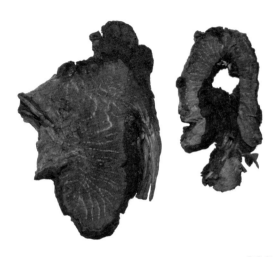

泽兰

【原文】味苦，微温。主乳妇内衄、中风馀疾，大腹水肿，身面、四肢浮肿，骨节中水，金疮痈肿疮脓。一名虎兰，一名龙枣。生大泽旁。

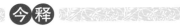
今释

性味归经 苦、辛，微温。归肝、脾经。

功效主治 活血调经，祛瘀消痈，利水消肿。用于月经不调、经闭、痛经、产后瘀血腹痛、疮痈肿毒、水肿腹水。

用量用法 6～12克，煎服。外用：适量。

使用禁忌 孕妇忌用。

来　　源 本品为唇形科植物毛叶地瓜儿苗的干燥地上部分。

形态特征 毛叶地瓜苗为多年生草本。高60～170厘米。根茎横走，节上密生须根，先端肥大呈圆柱形；茎通常单一，少分支，无毛或在节上疏生小硬毛。叶交互相对，长圆状披针形，先端渐尖，基部渐狭，边缘具锐尖粗牙齿状锯齿，亮绿色，两面无毛，下面密生腺点；无叶柄或短柄。轮伞花序腋生，花小，具刺尖头；花冠白色，内面在喉部具白色短柔毛。小坚果倒卵圆状四边形，褐色。

采收加工 夏、秋两季茎叶茂盛时采割，晒干。

别　　名 地石蚕、蛇王草、地瓜儿苗。

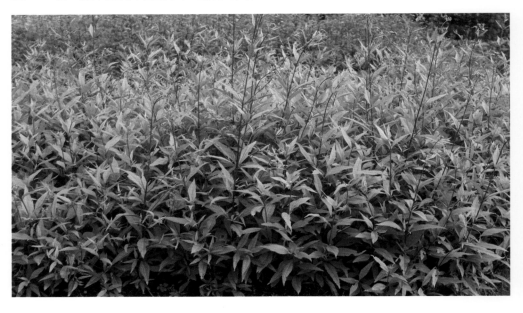

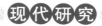

现代研究

化学成分　含挥发油、葡萄糖苷、鞣质、树质，还含黄酮苷、酚类、氨基酸、有机酸、皂苷、泽兰糖、水苏糖、半乳糖、果糖等。

药理作用　水煎剂能对抗体外血栓形成。全草制剂有强心作用。有轻度抑制凝血系统与增强纤溶活性的作用。

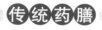

配伍应用

妇科经产瘀血病证：常配伍当归、川芎、香附等用，如泽兰汤（《医学心悟》）。

血瘀而兼血虚者：与当归、白芍等同用以活血补血，如泽兰汤（《济阴纲目》）。

疮痈肿毒：可单用捣碎，亦可配伍金银花、黄连、赤芍等用，如夺命丹（《外科全生集》）。

产后水肿：以本品与防己等分为末，醋汤调服。

腹水身肿：宜配伍白术、茯苓、防己、车前子等。

传统药膳

◎ 泽兰粳米粥

原料：泽兰10克，粳米50克。

制法：先煎泽兰，去渣取汁，入粳米煮成粥。

用法：每日2次，空腹食用。

功效：活血，行水，解郁。

适用：妇女经闭、产后淤滞腹痛、身面浮肿、小便不利等。

◎ 泽兰炖鳖肉

原料：活鳖1只，泽兰叶10克。

制法：活鳖用开水烫死，用刀去内脏，泽兰叶末入鱼腹中，炖熟，加入米酒少许即可。

用法：食鳖肉。

功效：活血通经。

适用：闭经、月经过少。

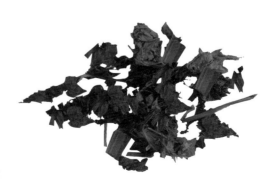

青葙子

【原文】 味苦，微寒。主邪气皮肤中热，风瘙身痒，杀三虫。子，名草决明，疗唇口青。一名草蒿，一名萋蒿。生平谷道旁。

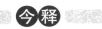
今释

性味归经　苦，微寒。归肝经。

功效主治　清肝泻火，明目退翳。用于肝热目赤、目生翳膜、视物昏花、肝火眩晕。

用量用法　9～15克，煎服。

使用禁忌　本品有扩散瞳孔作用，青光眼患者禁用。

来　　源　本品为苋科植物青葙的干燥成熟种子。

形态特征　青葙为一年生草本，高约1米。茎直立，绿色或带红紫色，有纵条纹。叶互生，披针形或椭圆状披针形。穗状花序顶生或腋生；苞片、小苞片和花被片干膜质，淡红色，后变白色。胞果卵形，盖裂；种子扁圆形，黑色，有光泽。

采收加工　秋季果实成熟时采割植株或摘取果穗，晒干，收集种子，除去杂质。

别　　名　草蒿、牛尾花子、野鸡冠花子。

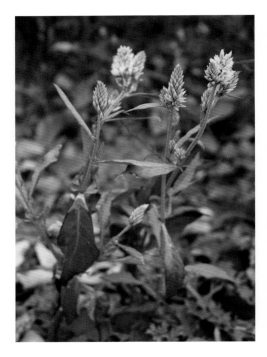
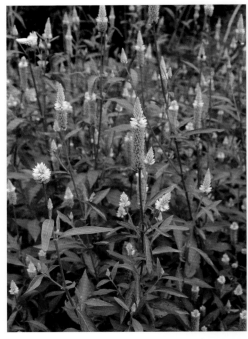

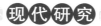
现代研究

化学成分　本品含对羟基苯甲酸、棕榈酸胆甾烯酯、烟酸、β-谷甾醇、脂肪油及丰富的硝酸钾等。

药理作用　本品有降低血压作用，其所含油脂有扩瞳作用；其水煎液对铜绿假单胞菌有较强的抑制作用。

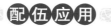
配伍应用

　　肝火上炎所致目赤肿痛、眼生翳膜、视物昏花等：可配决明子、茺蔚子、羚羊角等用，如青葙丸（《证治准绳》）。

　　肝肾亏损、目昏干涩：配菟丝子、肉苁蓉、山药等用，如绿风还睛丸（《医宗金鉴》）。

　　肝阳化火所致头痛、眩晕、烦躁不寐：常配石决明、栀子、夏枯草等用。

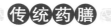
传统药膳

◎ **青葙子生地粳米粥**

　　原料：青葙子10克，生地黄15克，粳米60克，陈皮6克。

　　制法：将青葙子、生地黄、陈皮放入锅中，加水适量，煎约20分钟后去渣取汤，放入粳米煮，待粳米熟成粥即成。

　　用法：每日1次，早、晚分食，可连用7日。

　　功效：滋阴泻火。

　　适用：阴虚肝旺导致的目赤肿痛。

◎ **青葙子炖鸡肝**

　　原料：青葙子20克，鸡肝2个。

　　制法：先将青葙子去杂，洗净，晾干。将鸡肝洗净，入沸水锅中焯去血水，取出，切成小块或切成片，放入蒸碗中，将青葙子匀放在鸡肝面上，加清水适量，放入蒸锅，隔水，大火蒸30分钟，待鸡肝蒸熟即成。

　　用法：早、晚2次分食。

　　功效：清肝明目。

　　适用：肝肾亏虚引起的视力和听力减退等。

天南星

【原文】味苦，温。主心痛寒热，结气，积聚，伏梁，伤筋痿，拘缓，利水道。生山谷。

性味归经　苦、辛，温；有毒。归肺、肝、脾经。

功效主治　散结消肿。外用治痈肿、蛇虫咬伤。

用量用法　3～10克，煎服。外用：生品适量，研末以醋或酒调敷患处。

使用禁忌　孕妇忌用；生品内服宜慎。

来　　源　本品为天南星科植物天南星、异叶天南星或东北天南星的干燥块茎。

形态特征　天南星株高40～90厘米。叶1枚基生，叶片呈放射状分裂，披针形至椭圆形，顶端具线形长尾尖，全缘；叶柄长圆柱形，肉质，下部成鞘，具白色和散生紫色纹斑。总花梗比叶柄短，佛焰苞绿色和紫色，肉穗花序单性，雌雄异株；雌花序具棒状附属器，下具多数中性花，无花被，子房卵圆形；雄花序的附属器下部光滑，有少数中性花。浆果红色，球形。

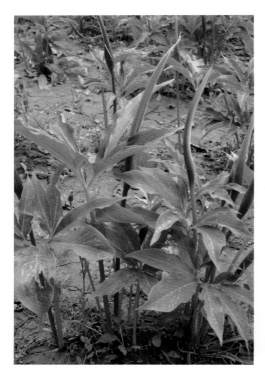
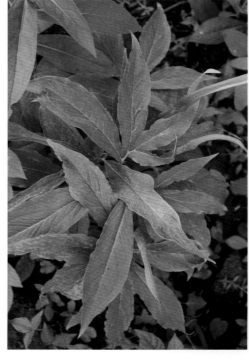

采收加工　秋、冬两季茎叶枯萎时采挖，除去须根及外皮，干燥。

别　　名　半夏精。

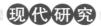

现代研究

化学成分　本品含三萜皂苷、苯甲酸、氨基酸、D–甘露醇等。

药理作用　煎剂具有祛痰及抗惊厥、镇静、镇痛作用；水提取液对肉瘤S180、
　　　　　HCA（肝癌）实体型、子宫瘤U14有明显的抑制作用；生物碱氯仿能
　　　　　对抗乌头碱所致的实验性心律失常，并能延长心肌细胞动作电位的有
　　　　　效不应期。

配伍应用

　　湿痰阻肺、咳喘痰多、胸膈胀闷：常与半夏相须为用，并配枳实、橘红，如
导痰汤（《传信适用方》）。

　　热痰咳嗽：配黄芩等，如小黄丸（张洁古《保命集》）。

　　风痰留滞经络、半身不遂、手足顽麻、口眼㖞斜等：配半夏、川乌、白附子
等，如青州白丸子（《和剂局方》）。

　　破伤风角弓反张、痰涎壅盛：配白附子、天麻、防风等，如玉真散（《外科
正宗》）。

　　癫痫：与半夏、全蝎、僵蚕等同用，如五痫丸（《杨氏家藏方》）。

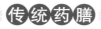

传统药膳

◎ **天南星炖猪肝**

　　原料：炮天南星、黄芩、谷精草
（炙）各10克，猪肝1具。

　　制法：将前3味为末，以水煮猪肝
令烂熟。

　　用法：每服6克，与猪肝食之。

　　功效：清肝，明目，养肝。

　　适用：小儿眼疳及雀目。

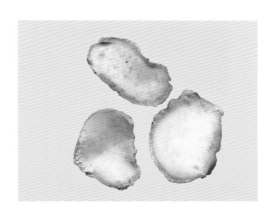

连翘

【原文】味苦，平。主寒热，鼠瘘，瘰疬，痈肿，恶疮，瘿瘤，结热，蛊毒。一名异翘，一名兰华，一名折根，一名轵，一名三廉。生山谷。

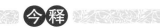

今释

性味归经	苦，微寒。归肺、心、小肠经。
功效主治	清热解毒，消肿散结，疏散风热。用于痈疽、瘰疬、乳痈、丹毒、风热感冒、温病初起、温热入营、高热烦渴、神昏发斑、热淋涩痛。
用量用法	6～15克，煎服。
使用禁忌	脾胃虚弱、气虚发热、痈疽已溃、脓稀色淡者忌服。
来　　源	本品为木犀科植物连翘的干燥果实。
形态特征	连翘为落叶灌木，小枝常下垂。单叶对生或3小叶丛生，卵形或长圆状卵形，长3～10厘米，宽2～4厘米。花先叶开放，1至数朵，腋生，金黄色；花萼合生，与花冠筒约等长；雄蕊着生花冠基部，不超出花冠；子房卵圆形。蒴果狭卵形，长约1.5厘米。
采收加工	秋季果实初熟尚带绿色时采收，除去杂质，蒸熟，晒干，习称"青翘"；果实熟透时采收，晒干，除去杂质，习称"老翘"。
别　　名	落翘、黄花条。

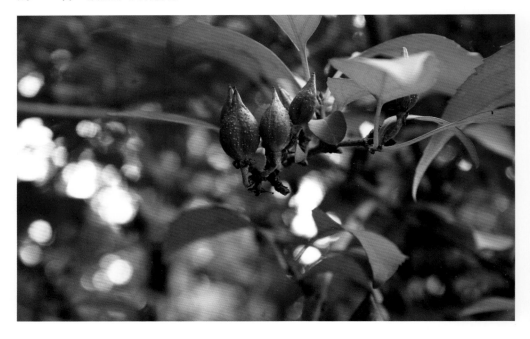

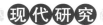
现代研究

化学成分　本品含三萜皂苷，果皮含甾醇、连翘酚、生物碱、皂苷、齐墩果酸、香豆精类，还有丰富的维生素P及少量挥发油。

药理作用　连翘有广谱抗菌作用，抗菌主要成分为连翘酚及挥发油，对金黄色葡萄球菌、志贺菌属有很强的抑制作用，对其他致病菌、流感病毒以及钩端螺旋体也均有一定的抑制作用；本品有抗炎、解热作用。所含齐墩果酸有强心、利尿及降血压作用；所含维生素P可降低血管通透性及脆性，防止溶血。其煎剂有镇吐和抗肝损伤作用。

配伍应用

　　痰火郁结、瘰疬痰核：常与夏枯草、浙贝母、玄参、牡蛎等同用。

　　风热外感或温病初起、头痛发热、口渴咽痛：常与金银花、薄荷、牛蒡子等同用，如银翘散（《温病条辨》）。

　　温热病热入心包、高热神昏：用连翘心与麦冬、莲子心等配伍，如清宫汤（《温病条辨》）。

　　热入营血所致舌绛神昏、烦热斑疹：与水牛角、生地黄、金银花等同用，如清营汤（《温病条辨》）。

　　湿热壅滞所致小便不利或淋沥涩痛：多与车前子、白茅根、淡竹叶、木通等配伍，如如圣散（《杂病源流犀烛》）。

传统药膳

◎ **银花连翘蜜茶**

　　原料：连翘15克，金银花30克，蜂蜜10毫升。

　　制法：先将连翘洗净，切碎，放入纱布袋，扎口备用。将金银花洗净，放入砂锅，加清水浸泡片刻，加入连翘药袋后，用武火煮沸，再改用文火煎煮30分钟，取出药袋，停火，趁温热加入蜂蜜，调匀即成。

　　用法：早、晚2次分服。

　　功效：清肺润肺。

　　适用：咽痛、咳嗽。

白蔹

【原文】味苦，平。主痈肿、疽、疮，散结气，止痛，除热，目中赤，小儿惊痫，温疟，女子阴中肿痛。一名菟核，一名白草。生山谷。

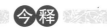

今释

性味归经 苦，微寒。归心、胃经。

功效主治 清热解毒，消痈散结，敛疮生肌。用于痈疽发背、疔疮、瘰疬、烧烫伤。

用量用法 5～10克，煎服。外用：适量，煎汤洗或研成极细粉敷患处。

使用禁忌 不宜与川乌、制川乌、草乌、制草乌、附子同用。

来　　源 本品为葡萄科植物白蔹的干燥块根。

形态特征 白蔹为木质藤本。茎多分枝，带淡紫色，散生点状皮孔，卷须与叶对生。掌状复叶互生，一部分羽状分裂，一部分羽状缺刻，边缘疏生粗锯齿，叶轴有宽翅，裂片基部有关节，两面无毛。聚伞花序与叶对生，花序梗细长而缠绕，花淡黄色，花盘杯状，边缘稍分裂。浆果球形或肾形，熟时蓝色或白色，有针孔状凹点。

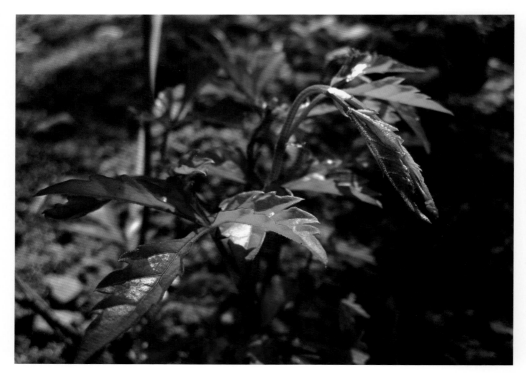

采收加工　春、秋两季采挖，除去泥沙及细根，切成纵瓣或斜片，晒干。

别　　名　猫儿卵、山地瓜。

现代研究

化学成分　本品含黏液质和淀粉、酒石酸、龙脑酸、24-乙基甾醇及其糖苷、脂肪酸和酚性化合物。

药理作用　白蔹有很强的抑菌作用，并有很强的抗真菌效果。所含多种多酚化合物具有较强的抗肝毒素作用及很强的抗脂质过氧化活性。

配伍应用

痈热毒壅聚、痈疮初起、红肿硬痛： 可单用为末，水调涂敷患处；或与金银花、连翘、蒲公英等同煎内服，以消肿散结；若疮痈脓成不溃者，也可与苦参、天南星、皂角等制作膏药外贴；若疮疡溃后不敛，可与白及、络石藤共研细末，干撒疮口，如白蔹散（《鸡峰普济方》）。

手足皲裂： 与白及、大黄、冰片配伍外用。

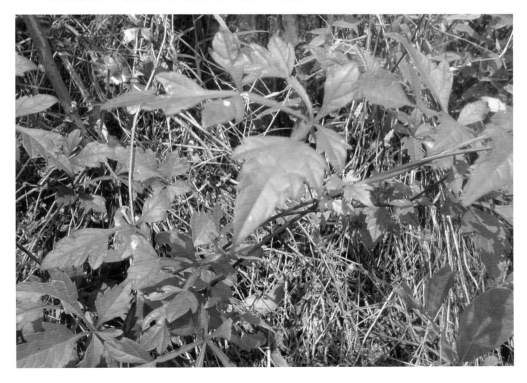

白头翁

【原文】味苦，温。主温疟，狂易寒热，癥瘕积聚，瘿气，逐血止痛，金疮。一名野丈人，一名胡王使者。生川谷。

性味归经 苦，寒。归胃、大肠经。

功效主治 清热解毒，凉血止痢。用于热毒血痢、阴痒带下。

用量用法 9~15克，煎服，鲜品15~30克。外用：适量。

使用禁忌 虚寒泻痢者慎服。

来　　源 本品为毛茛科植物白头翁的干燥根。

形态特征 白头翁为宿根草本，株高10~40厘米，通常20~30厘米。根圆锥形，有纵纹，全株密被白色长柔毛。基生叶4~5片，3全裂，有时为3出复叶。花单朵顶生，径3~4厘米，萼片花瓣状，6片排成2轮，蓝紫色，外被白色柔毛；雄蕊多数，鲜黄色。瘦果，密集成头状，花柱宿存，银丝状。

采收加工 春、秋两季采挖，除去泥沙，干燥。

别　　名 翁草、野丈人、白头公、老翁花、犄角花。

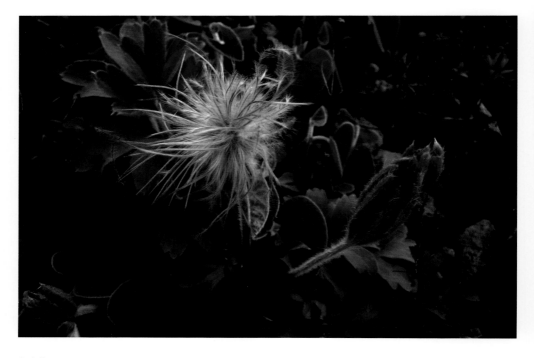

现代研究

化学成分　本品主要含皂苷，水解产生三萜皂苷、葡萄糖、鼠李糖等，并含白头翁素、2，3-羟基白桦酸、胡萝卜素等。

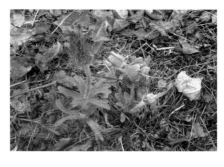

药理作用　白头翁鲜汁、煎剂、乙醇提取物在体外对金黄色葡萄球菌、铜绿假单胞菌、志贺菌属、枯草杆菌、伤寒沙门菌、沙门氏杆菌以及一些皮肤真菌等，均具有明显的抑制作用。本品煎剂及所含皂苷有明显的抗阿米巴原虫作用。本品对阴道滴虫有明显的杀灭作用；对流感病毒也有轻度抑制作用。另外，尚具有一定的镇静、镇痛及抗惊厥作用，其地上部分具有强心作用。

配伍应用

热痢腹痛、里急后重、下痢脓血：可单用，或配伍黄连、黄柏、秦皮用，如白头翁汤（《伤寒论》）。

赤痢下血、日久不愈，腹内冷痛：则以本品与阿胶、干姜、赤石脂等同用，亦如白头翁汤（《千金方》）。

疔腮、瘰疬、疮痈肿痛等：可与蒲公英、连翘等同用。

阴痒带下：与秦皮等配伍，煎汤外洗。

传统药膳

◎ 白头翁粥

原料：白头翁50克，粳米100克。

制法：白头翁加水适量煎汁备用。粳米洗净淘洗干净，如常法制粥，待粥将成时，加入白头翁药汁，加糖再煮一二沸即可服用。

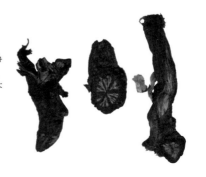

用法：早餐食用。

功效：清热利湿，健脾止泄。

适用：腹泻。

白及

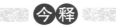【原文】味苦，平。主痈肿、恶疮、败疽、伤阴死肌，胃中邪气，贼风鬼击，痱缓不收。一名甘根，一名连及草。生川谷。

今释

性味归经　苦、甘、涩，微寒。归肺、肝、胃经。

功效主治　收敛止血，消肿生肌。用于咯血、吐血、外伤出血、疮疡肿毒、皮肤皲裂。

用量用法　6～15克，煎服；研末吞服3～6克。外用：适量。

使用禁忌　不宜与川乌、制川乌、草乌、制草乌、附子同用。

来　　源　本品为兰科植物白及的干燥块茎。

形态特征　白及为多年生草本，高15～70厘米。根茎肥厚，常数个连生。叶3～5，宽披叶形，长8～30厘米，宽1.5～4厘米，基部下延成长鞘状。总状花序，花紫色或淡红色。蒴果圆柱形，具6纵肋。

采收加工　夏、秋两季采挖，除去须根，洗净，置沸水中煮或蒸至无白心，晒至半干，除去外皮，晒干。

别　　名　白根、羊角七。

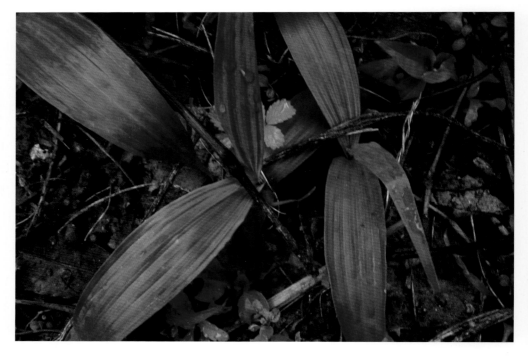

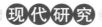

现代研究

化学成分　本品主要含菲类衍生物、胶质和淀粉等。

药理作用　白及煎剂可明显缩短出血和凝血时间，其止血的作用与所含胶质有关。对胃黏膜损伤有明显的保护作用，溃疡抑制率可达94.8％；白及粉对实验性犬胃及十二指肠穿孔有明显治疗作用，可迅速堵塞穿孔，阻止胃及十二指肠内容物外漏并加大网膜的遮盖；对实验性烫伤、烧伤动物模型能促进肉芽生长，促进疮面愈合；对人型结核杆菌有显著的抑制作用，对白色念珠（14231）菌ATFC248和顺发癣菌QM240均有抑制作用。

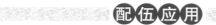

配伍应用

咯血： 可配伍枇杷叶、阿胶等，如白及枇杷丸（《证治准绳》）。

衄血： 可以本品为末，童便调服，如白及散（《素问·病机气宜保命集》）；也可以白及末冷水调，用纸花贴鼻窍中，如白及膏（《朱氏集验方》）。

外伤或金创出血： 可单味研末外掺或水调外敷。

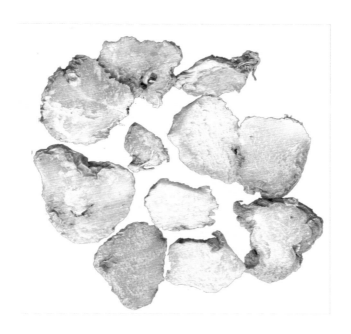

疮疡初起：可单用本品研末外敷，或与金银花、皂角刺、乳香等同用，如内消散（《外科正宗》）。

疮痈已溃，久不收口：与黄连、贝母、轻粉、五倍子等为末外敷，如生肌干脓散（《证治准绳》）。

手足皲裂：可以单品研末，麻油调涂。

水火烫伤：可以本品研末，用油调敷，或以白及粉、煅石膏粉、凡士林调膏外用，能促进生肌结痂。

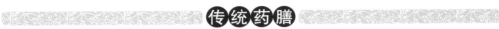

传统药膳

◎ **白及糯米粥**

原料：白及粉15克，蜂蜜10毫升，糯米100克，大枣5枚。

制法：用糯米、大枣、蜂蜜加水煮粥至将熟时，将白及粉入粥中，改小火稍煮片刻，待粥汤稠黏时即可。

用法：每日2次，温热食，10日为1个疗程。

功效：补肺止血，养胃生肌。

适用：肺胃出血病，包括肺结核、支气管扩张、胃和十二指肠溃疡出血等。

◎ **白及鸡蛋羹**

原料：白及3克，鸡蛋1个。

制作：将鸡蛋打入碗内，加适量清水、盐；再将白及研为细面，亦倒入碗内，共同搅拌均匀，上笼蒸5分钟左右即可。

用法：每晨服1次。

功效：养肺止血。

适用：肺痨咯血。